こころの科学叢書

てんかんと意識の臨床

兼本浩祐

日本評論社

はじめに

現在、日本では精神科医はてんかん診療においていまだ多くを担っている。難治例を多く引き受け、知的障害や発達障害による行動障害を伴う事例が小児科から成人科へ引き継がれるときに（引き継ぎのない場合が多いとはいえ）関わることも圧倒的に多い。難治例は数的にてんかん診療全体のほぼ三割であるが、通院頻度は当然ながら高く、最初の一～二剤で発作が消失する事例と比較すれば、単純計算で三～六倍となる。そう考えると、今なお、てんかん診療において精神科医が果たしている役割は想像以上に大きい。

他方で、精神神経学会において、てんかんの話題は、学会主催者の好意ある保護を受けなければ消え入りそうなほど減っており、その存在感は年々薄らいでいる。一つには、現在、精神科医でてんかんを専門としている者は、一人で五〇〇人、多ければ一〇〇〇人を超えるてんかん患者を担当しており、てんかんに関わる医師の数が圧倒的に少ないからである。しかしもっと本質的な原因として、精神科医の器質性精神疾患自体への関心が年々小さくなり、多くの若い精神科医が、従来の精神神経科医から、純系ともいうべき北米型の精神科医へとシフトしているという現実がある。

しかしハードな脳の疾患との境界線を引く作業を自ら行わないとき、精神科医は己の診断の意味を見失ってしまうことにはならないだろうか。さらにいえば、たとえばてんかんのような疾患をその精神症状に限って診るのではなく、疾患そのものを精神科的な態度で眺めるという立ち位置が失われることは、てんかん医療にとって大きな損失を最終的にもたらすことにならないだろうか。

そうしたある種の危惧から書かれた論文を集めたものが、この本である。

筆者の論文をいくつかまとめて本にしないかという話を日本評論社の小川さんが持ってきてくださったとき、たいへん嬉しく感じて感謝する一方で、主に精神科医向けに書いたてんかんの解説論文に汎用性があるのだろうか、という不安が正直言うとあった。しかし、あらためて通読してみて、てんかん診療を一つの起点として精神科医になるというテーマが全体を通して図らずも浮かび上がってきているように感じた。認知症や、摂食障害、嗜癖、あるいは統合失調症やうつ病を起点としても、最終的には同じく精神科医の自己形成、つまりはいかにして精神科医になるのかという道筋へと至るであろう。その意味で、さまざまな専門分野にまたがる主題が含まれているのではないか、という印象を今は持っている。

加えて言えば、世紀をまたいでてんかん診療には大きな構造変化が生じたが、その生き証人も年々少なくなってきている現在、本書は、「知」のパラダイムシフトとはどのようにして起きるのかの体験記としても読めるように思う。

本書は三部構成になっており、第Ⅰ部には、てんかんにそれほど慣れ親しんでいない精神科医向けにさまざまな臨床場面における診療指南、第Ⅱ部には、解離性障害を含め、もう少し視点を広くとって意識障害全体を俯瞰したいくつかの論説、第Ⅲ部には、こうした臨床のバックボーンになっている精神医学的方法論に関するいくつかのエッセイがそれぞれ配置されている。

てんかん診療は日々エビデンスが蓄積されており、さらには二〇一七年に用語の改定が一九八九年以来ほぼ三〇年ぶりに行われた。しかし、臨床的なオリエンテーションという意味では、改定前も改定後もそれほど大きな差はないので、本書の用語は一部を除いて初出のままにしてある。ただし、妊娠・出産における薬物療法など、新しいエビデンスに基づくほうが望ましいと思われるものについては、若干の変更と脚注をつけた。

精神科医はもとより、てんかんに関わる人々の理解の一助となれば幸いである。

二〇一七年一〇月

兼本浩祐

てんかんと意識の臨床・目次

第Ⅰ部　てんかんとは何か

1

てんかんとは何か——太古の海に根ざす病

てんかんはどんな病気かとたずねられたときに、脳の病気だと答えるのはまずは正しい答えであろう。何かとても例外的な場合を除いて、失恋してもてんかんにはならないし、お母さんに怒られてもてんかんにはならない。こころの悩みから直接てんかんになることは特殊で、例外的な場合を除いてほとんどないことだからである。

では、てんかんが脳の病気だというのならば、てんかんとはどんな脳の病気なのだろうか。そうたずねると、それに答えるのはにわかに難しくなる。

日本でも約一〇〇万人の患者がいるとされ、子どもだけでなく初老以降もなお高い罹病率を数える。にもかかわらず多くの医師が敬遠するのは、その難しさとも関係している。その一方、たくさんのことが最近わかってきた疾患でもある。てんかんとは何かということを考える小旅行を、まずは企画してみたい。

てんかんの定義

まずはてんかんの古典的な定義から出発してみよう。てんかんとは、「大脳皮質の反復性習慣性の過剰放電である」というのが世界保健機構にも採用されていたなかなか的を射たてんかんの定義であった。この定義のどこが的を射ているかは、てんかんと似てそうでない病気をあれこれ思い浮かべてみるとはっきりしてくる。

たとえば、発作性に運動の問題が起こる病気としては、情動脱力発作といって、大笑いしたりすると力が抜けるナルコレプシーの症状があるが、大脳皮質から起こる症状ではないので、これはてんかんの仲間ではない。慢性的にお酒を飲んでいる人がお酒を急にやめるとけいれんすることがあるが、これはお酒が抜けるという特殊な状況でしか起こらず、大脳が自律的に（すなわち、反復性習慣性に）起こしている症状ではないので、てんかんとはふつうは考えない。それから大脳皮質由来の症状でも、一過性脳虚血発作と呼ばれる脳の血管が一時的に詰まる状態は、発作性反復性に脳の機能障害が起こり、たとえば急に目が見えなくなって、すぐにもとに戻るといった症状を示すが、神経細胞の過剰放電によって脳の障害が起こっているわけではないので、これもてんかんのうちには数えない。

繰り返しになるが、脳という臓器が電気的に作動していることを前提として、なんらかの過剰な電気的作動が脳の内部で自律的に起こって発作性に症状を出す病気がてんかんだということになる。

過剰な放電はどのようにして起こるのか

では、こうした過剰な電気的な作動はどのようにして起こるのだろうか。そのことを考えるためには、脳の基本的な性質を二つ押さえておく必要がある。

第一には、個々の脳細胞は一定の頻度でランダムに発火しているが、この発火が周囲の脳細胞と同期して一定以上の規模にならないと目に見えるかたちでは発現せず、そのまま減衰してしまうこと。第二には、ふつう、脳細胞には一種の留め金がかかっていて、体内か体外からのなんらかの刺激がなければ一定の規模の同期した発火は恣意的には起こらないようになっていることである。一定規模の同期した発火が恣意的に起こるということは、何も見ていないのに何かの色が見えたり、何も聞こえていないのに耳鳴りがしたり、動かすつもりがないのに筋肉の攣縮《れんしゅく》が起こったりするということで、望ましくない事態であるのは明らかであろう。

この過剰放電の起源の一つは、脳のどこかに構造的な不安定さがある場合である。たとえば大脳皮質は通常は六層構造をしていて、この構造がきちんと組みあがっていると、勝手に発火が暴走しないように留め金がかかるようにできている。しかし、たとえば大脳異形成と呼ばれる脳の発生過程でのちょっとした手違いがあると、脳の一部でこの六層構造が崩れてしまうことがある。そうなると、その脳細胞が勝手に同期し、恣意的に発火してしまう漏電のような状態が起こる可能性が高まる。

このようにして構造的に弱い部分やなんらかの理由で傷ができたところから漏電が起こり、その場所がシナプスという脳細胞間の連絡路が盛んにつくられている場所だと、その漏電を中心として新た

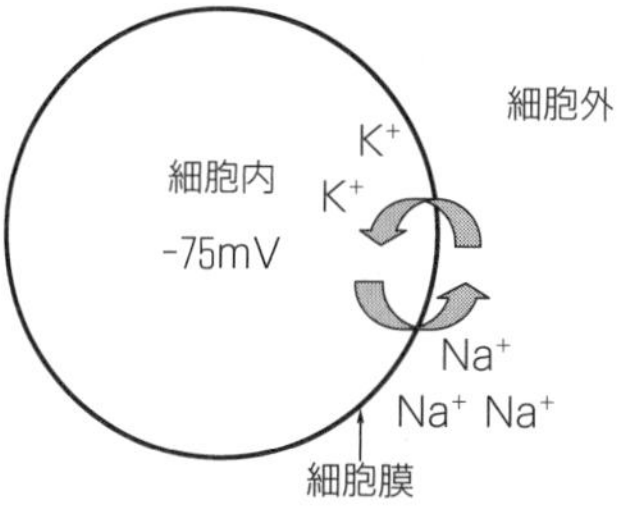

図1　定常状態での細胞内外のイオンの分布状況とイオンポンプ（文献1）

な回路が生成され、それが一定の規模で同期するようになると、てんかんが起こるようになるのである。こうして焦点性てんかんと呼ばれるてんかんが生ずるが、こうした漏電は局所的に起こっているので、極端なことをいえば、漏電している場所を機械的に切り取ってしまえばてんかんは止まるという理屈になる。

イオンチャンネルとてんかん

過剰放電の起こり方をもう一段階基盤に近いところにおりて眺めてみたい。そうするとそれは、イオンチャンネルと呼ばれる神経細胞の膜に開いた開口部と関連している。そしてそれは抗てんかん薬がどのようにして効くのかということとも深くかかわっている。少し面倒な話になるが、イオンチャンネルのことを考える場合、人の神経細胞がどのような成り立ちで作動するのかについての最低限の知識がどうしても必要となるので、ここでミニレクチュアをしておきたい。

図1に示したように、細胞の外と内は二個のカリウムイオン（K^+）を細胞膜の内に取り込む代わりに三個のナトリウムイオン

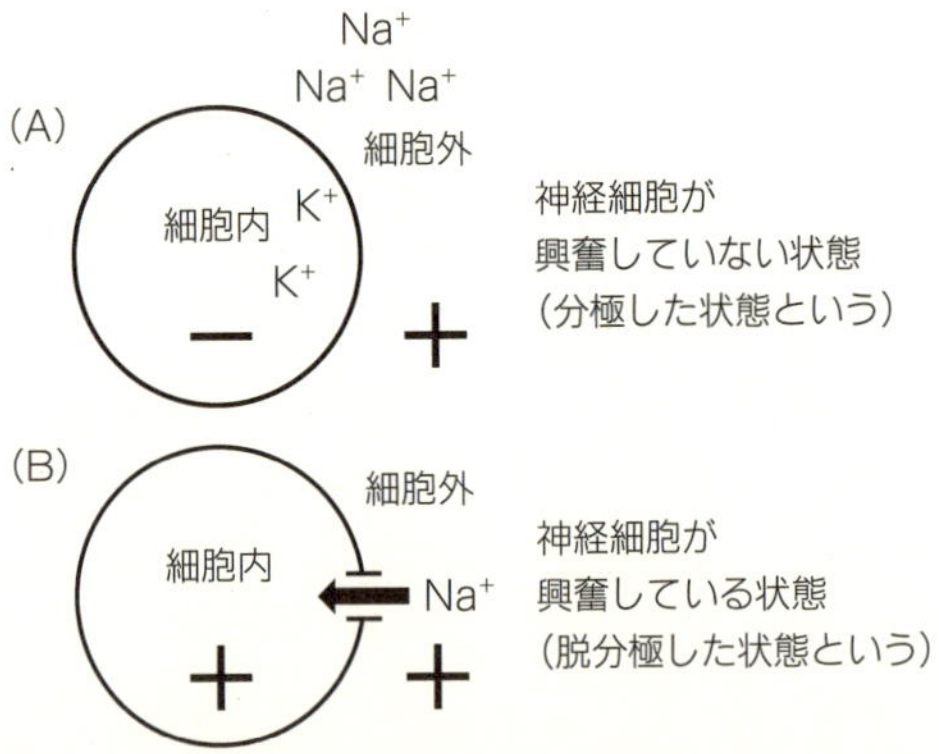

図2　神経細胞の普通の状態と興奮している状態

（Na^+）を細胞の外へと出すイオンポンプと呼ばれる機構のはたらきで、通常は細胞のなかが陰性に（すなわちマイナスに）帯電するように保たれている。つまり細胞内はマイナスで、細胞外はそれに対して相対的にプラスになった状態、つまり分極した状態が神経細胞の休眠状態である（図2A）。したがって、細胞に穴を開けて開口するだけで、ナトリウムイオンが細胞内へ流入し、細胞内外の極性の落差は小さくなる。これを脱分極といい、神経細胞が興奮し活動しているときの状態である（図2B）。

細胞内へ流入する代表的なイオンには、ほかにカルシウムと塩素があるが、カルシウム、ナトリウムなどプラスに帯電したイオン（カチオンという）が流入すれば、細胞内外の電位差は小さくなるので脱分極を助長し、神経細胞は興奮し、マイナスに帯電した塩素が流入すれば、電位差がより大きくなる過分極が起こり、神経細胞は興奮しにくくなる。単純にいうならば、てんかんが神経細胞が興奮しすぎて起こる病気だとすれば、カルシウムやナトリウムの流入を妨げるか塩素の流入を助長すれば、細胞内外の電位差

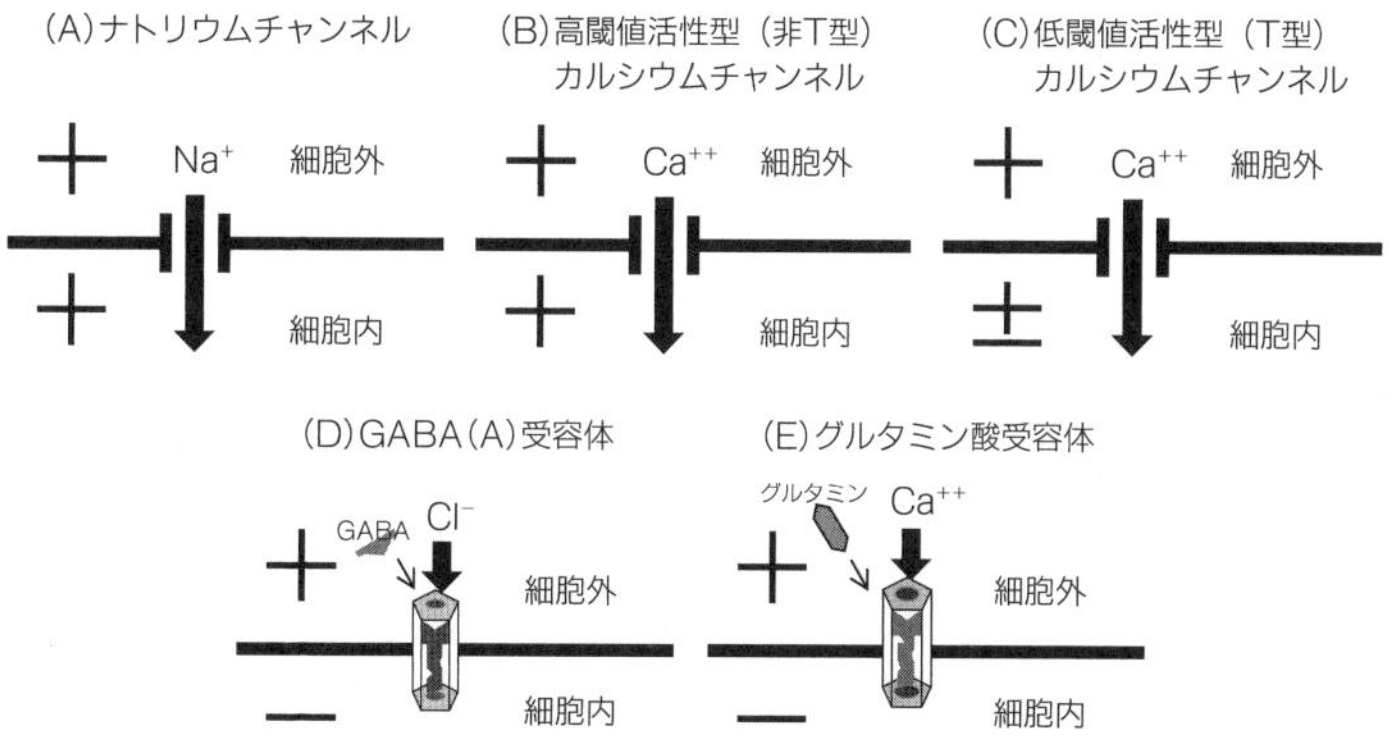

図3　抗てんかん薬と関連する神経細胞の興奮と抑制の仕方

を大きくし、興奮を鎮静する手助けとなるはずである。

イオンチャンネルにはどんな種類があるか

神経細胞の内と外を連結して開口するイオンチャンネルは、イオンの種類別、開口の仕方別に異なった種類があり、それぞれが異なったてんかんと関連している。てんかんの薬はこうしたさまざまの種類の開口部に対してそれぞれ異なった仕方ではたらくため、うつに対する薬剤や精神病に対する薬剤と比べるとはるかに薬としての多様性が大きい。

イオンチャンネルは、大きく分けると図3に示したように、細胞膜の外と内の電位差によって起動し開口する電位依存型と呼ばれるものと、ＧＡＢＡやグルタミンなどなんらかの神経伝達物質がイオンチャンネルに装着されることで起動し開口するものの二種類がある（リガンド依存型と呼ばれる）。先ほど指摘したように、ナトリウムやカルシウムなどのカチオン（陽性に荷電したイオン）を流入させるイオンチャンネルは興奮性を増大させるはたらきをし、陰性に荷電している塩素を流入させるイオンチャンネルは興奮を抑えるはたらきをすることとなる。

抗てんかん薬の作用と関連するイオンチャンネルは、大きく分けると図3に示した五種類であり、同図上段の三種類が電位依存型、下段の二種類はリガンド依存型のイオンチャンネルである。

脳にブレーキをかけるか、アクセルを踏めないようにするか

リガンド依存型イオンチャンネルのうち、GABAで駆動されるイオンチャンネルはマイナスに帯電した塩素を細胞内に流入させるので、脳が興奮しないようにブレーキをかける役割を果たすのに対して、グルタミンによって駆動される開口部（じつは三種類ある）はプラスに帯電したカルシウムを細胞内に流入させるので、脳を興奮させアクセルを踏むはたらきをする。抗てんかん薬というのは、このアクセルを踏めなくするか、あるいはブレーキを効きやすくするか、というかたちではたらくことになる。

参考までに、主な抗てんかん薬の作用点を列挙すると、カルバマゼピンとフェニトインが選択的ナトリウムチャンネル阻害剤、ガバペンチンとプレガバリンが選択的高閾値活性型カルシウムチャンネル阻害剤で、いずれも脳の一部から漏電が始まるタイプのてんかんに有効であるのに対して、ゾニサミド、バルプロ酸、エトサクシミドは低閾値活性型カルシウムチャンネル阻害剤であり、欠神発作という、けいれんを伴わずに意識がぼんやりとするタイプの発作に対して有効性がある。ラモトリギン、トピラマート、レベチラセタムにゾニサミド、バルプロ酸を加えた五剤はてんかんの種類にかかわら

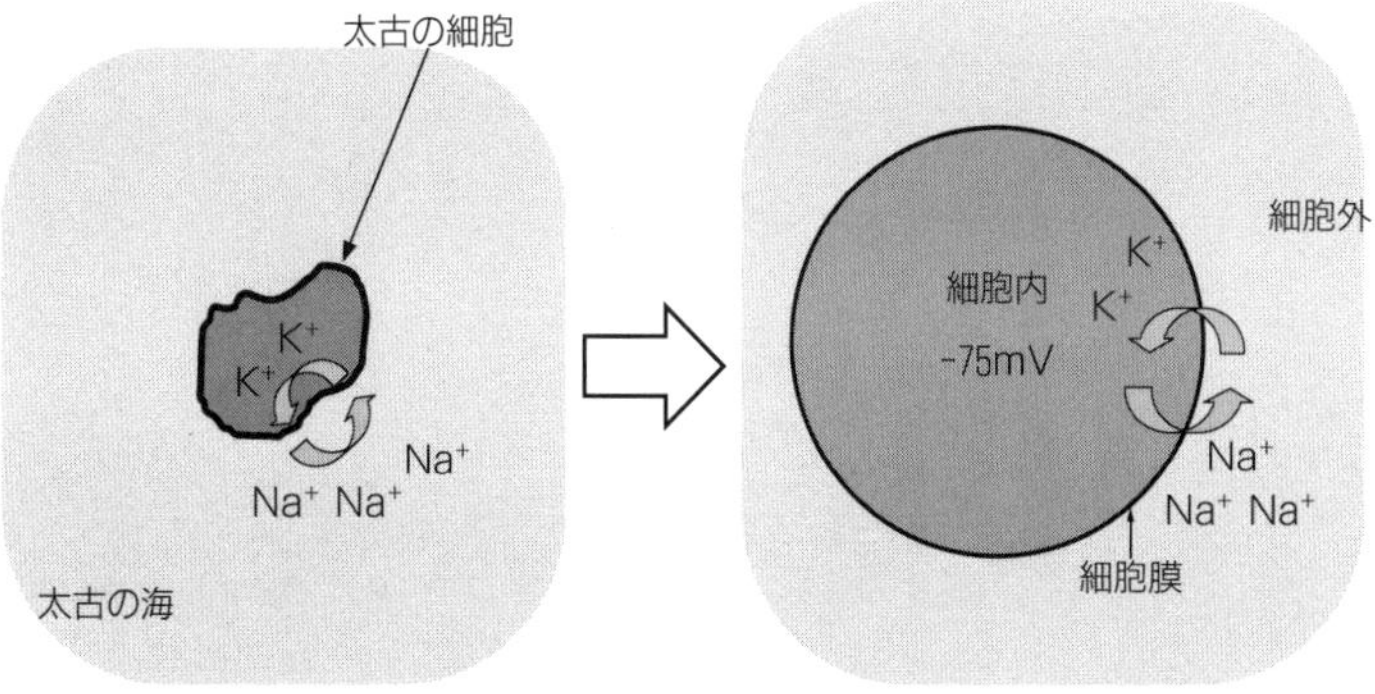

図4　太古の海と太古の細胞

ず有効性の高い薬剤であり、ＧＡＢＡ（Ａ）受容体活性化剤であるフェノバルビタールとベンゾジアゼピン系薬剤も広い有効性を示すが、中枢神経系を全般的に抑制し、てんかんだけでなく認知機能にも影響を与える。

脳の根源に近い病としてのてんかん

太古の海を区切って太古の細胞が生まれたとき、太古の細胞は太古の海の環境とかかわりながら自らを形成したと考えられる。われわれのからだはこの太古の海の環境を正確に自身の内に取り込んでいて、からだのなかの細胞は体液とのあいだでちょうど太古の海と太古の細胞との関係を再現している（図４）。イオンチャンネルの基盤となるナトリウムを汲み出してカリウムを取り込む作業は、そもそも細胞がその起源に近いところで、太古の海から自らを仕切るために生まれた機構であり、生命をかたちづくる根本に近いところに位置しているとても古い機能であるともいえる。

脳をパソコンになぞらえたのが図５であるが、図の右のほ

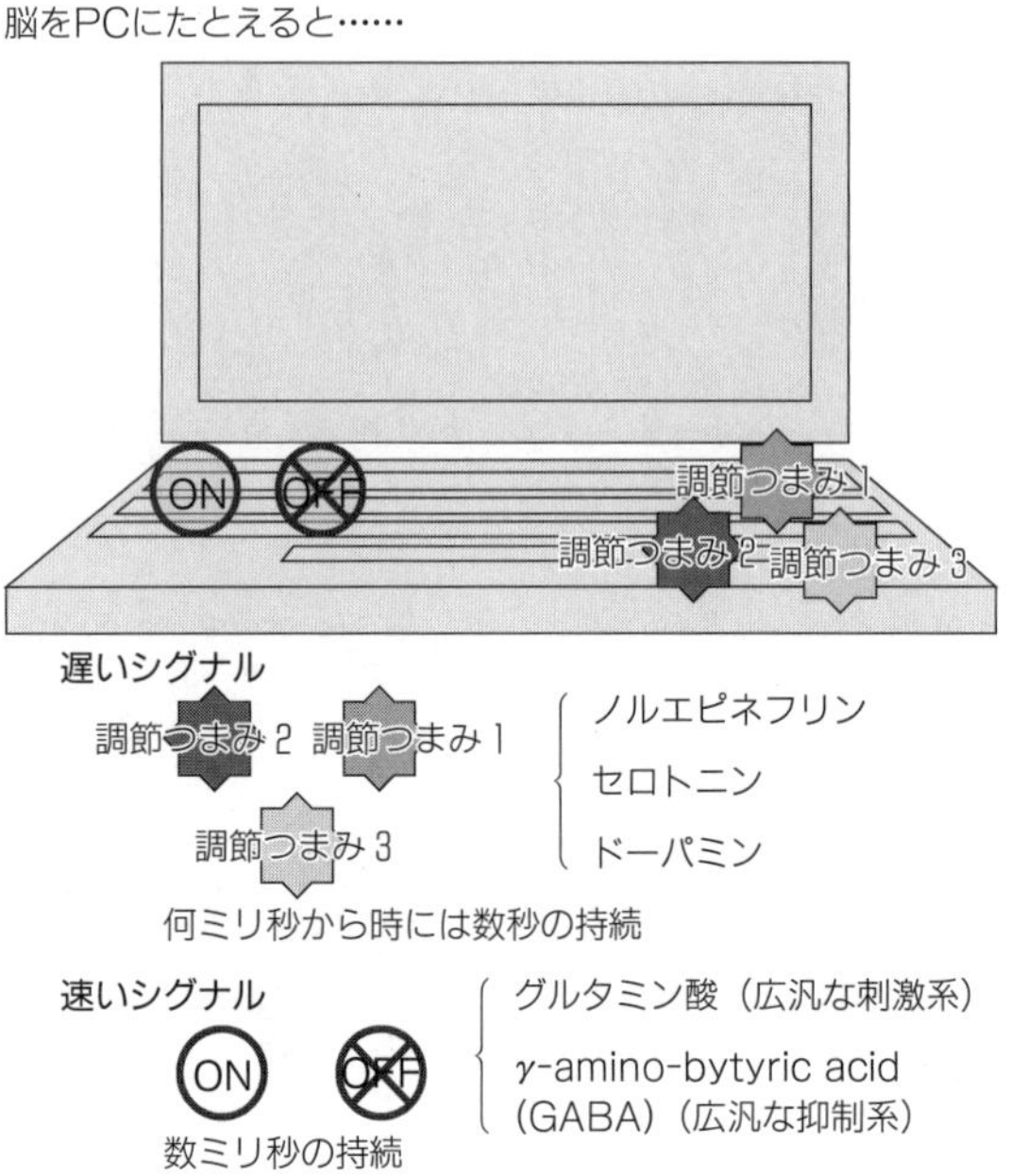

図5　脳の調節ボタンあれこれ

うのつまみは画面の色彩や精度などを調節する調節つまみで、左のほうはそもそもこのパソコンの電源そのもののオン・オフを司るようなつまみとして想定してある。調節つまみとオン・オフのつまみを比べると、オン・オフのつまみはより下部構造であって、調節つまみはオン・オフつまみが機能してはじめて機能するという関係にある。調節つまみの不調は、病気でいえばうつ病や統合失調症と関連しているのに対して、オン・オフのつまみはてんかんと関連している。

話を脳に戻すと、調節つまみは数秒単位でゆっくりと作動するノルアドレナリン受容体、セロトニン受容体、ドーパミン受容体にあたり、オン・オフのつまみは数ミリ秒の単位で素早く応答するイオンチャンネルにあたる。ノルアドレナリン受容体とセロトニン受容体はうつ病とかかわっていて、ドーパミン受容体は精神病に関与しているとされている。オン・オフつまみが生命の根源により近く、調節つまみはオン・オフつまみの支えなしには機能しないことを考えれば、てんかんからはうつ病や統合失調症のような症状が生ずることがあるが、うつ病や統合失調症からは通常はてんかんは生じてこないという相互関係も納得することができる。

昔々……

昔々、精神科医はこころと脳の関所に立っていて、訪ねてくる人たちがこころに向きあうべきか脳のことを考えるべきかの水先案内を、その大きな仕事の一つとしていた。

失恋してしゃべれなくなった若い女性であれば、年老いた精神科医は、今はしゃべれないことがあなたを守ってくれていて、しゃべれないことが必要でなくなるときがくればあなたはきっとしゃべれるようになるから心配しなくていいですよ、とアドバイスし、一方で、林檎を見て、「りな……りり……りりんか……りろ……りろんご……」と言いまちがいを繰り返し、自転車と鉛筆と鍵の三枚の絵を示して「自転車はどれですか」とたずねても指さしができない初老の男性には、いくら仲睦まじい妻と死別したばかりであったとしても、脳の画像を確認したであろう。

今ではその役割の多くは神経内科医が担うようになっている。そして多くの神経内科医にとってこ

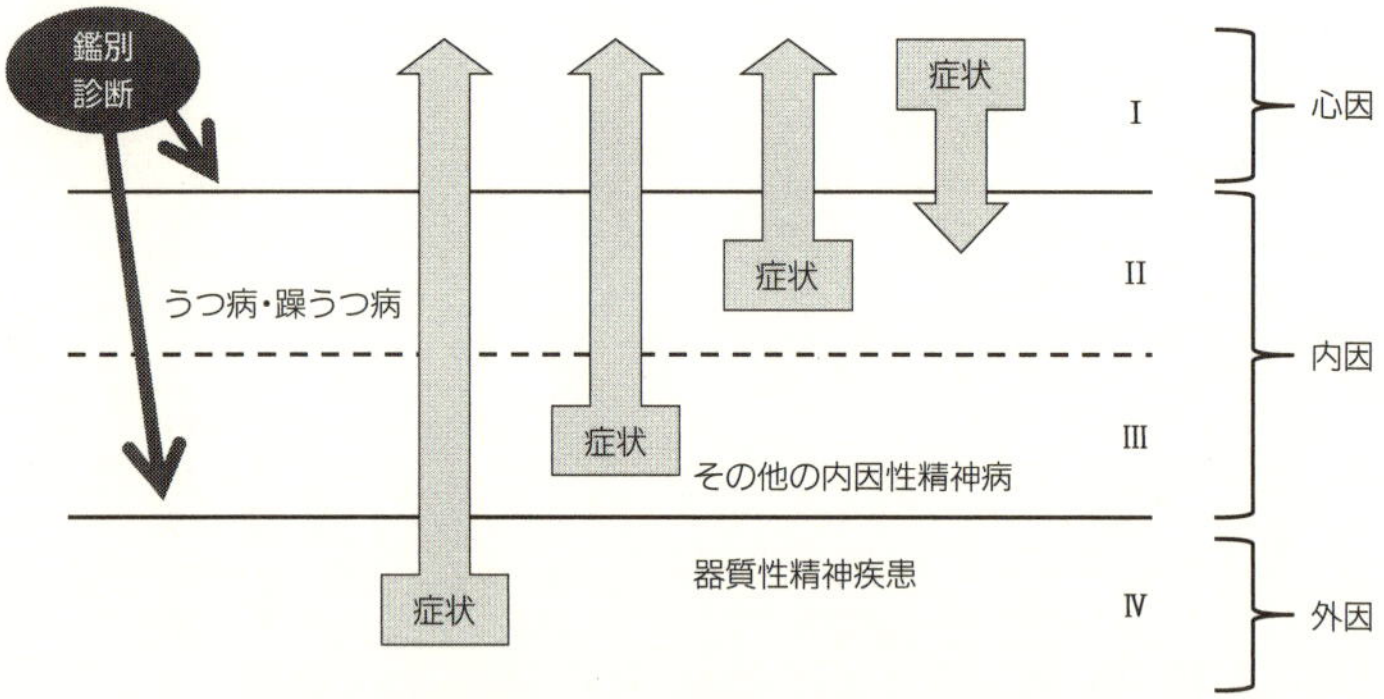

図６　精神疾患診断階層図（文献３より改変）

ころの領域が山の向こうの別の国での物語であるように、多くの精神科医にとって今や失語症やてんかんはやはり別の国での物語になりつつある。

図６は古茶大樹らによる精神疾患の俯瞰図を改変したものだが、脳とこころのあいだに立って案内をする水先案内人は、やはり今でも必要とされているようにも思える。二つの国の別々の言葉で語られる物語を通訳することができなければ、おそらく道に迷うことがあるからである。

〔文　献〕

（1）兼本浩祐『てんかん学ハンドブック〔第三版〕』医学書院、二〇〇六年
（2）兼本浩祐、千田真典、加藤悦史「投薬が不可欠なうつ病があることを忘れないこと―うつ病治療の次のステップへ進む前に」『精神科治療学』二六巻一号、三―八頁、二〇一一年
（3）古茶大樹、針間博彦「病の『種』と『類型』、『階層原則』―精神障害の分類の原則について」『臨床精神病理』三一巻一号、七―一七頁、二〇一〇年

2 てんかんと生活歴

はじめに

てんかんは包括医療であると、一時期盛んに喧伝されたことがあった。[2] てんかんの治療には、医学的判断とそれに基づく合理的な治療が重要であることはいうまでもないが、その人の置かれた社会的位置や心理的状態、さらには背景疾患などを総合的に勘案して治療を組み立てる必要があるという、ある意味で当然の主張がこの提言の内容である。しかし、糖尿病や喘息など、他の慢性疾患と比べても、てんかんにおいて包括医療がとくに強調されるのは、症例ごとにその人にとって適切なケア・プランの多様性の幅が非常に広く、しかもそれが薬剤選択に直結する特殊性があるからであろう。たとえばアルツハイマー病でも、精神科医の主要な役割の一つはどんな社会資源と医学的な治療を選択するかという治療戦略の大枠をみてとることであろうが、この場合、薬物療法の選択肢は今のところてんかんと比べるとかなり限定されている。てんかんの加療が現実の診療においては、優れて精神科的側面を持っており、そのなかで生活歴の聴取から得られる情報が決定的な役割を果たすことを、まずは症例提示を通して考えてみたい。症例Aでは、初診の流れを時間軸に沿って追い、主治医の思考の流れを再現することを試みた。

症例A

来院時の情報

紹介状を持たず、つきそいの家族もなく来院した初老の女性。六〇歳であるが実年齢よりも老けてみえる。両親ともに亡くなり、一人暮らしがすでに何年か続いている。

最初の問答（ほぼ三〇分経過）

（主治医：以下、主）「今日はどういうことでおいでになりましたか」
（A）「手が痺れるんです。手足も冷たいです」
（主）「今日は、てんかんの専門外来ですが、どういうお役に立てるでしょうか」
（A）「薬が多いんです。一人で暮らしていかなくてはいけないし……Cメンタルクリニックの先生が自分は専門でないと……A市民病院に通っていたんですが、先生が代わって……薬のことを言ったら先生が不機嫌になって……」

（主）「今まで通っていた先生のところからうちに来られたのはどうしてですか？」

（Ａ）「Ｃメンタルクリニックの先生が自分は専門でないと……Ｂ病院に通っていたんですが、先生が代わって……薬のことを言ったら先生が不機嫌になって……Ｋメンタルクリニックの先生は……私が診てもいいんだが、専門家では兼本先生という人がいます……紹介状は書けないけどねって……」

主治医の印象：話は要領を得ず、両親は亡くなっており、身内の支援はまったく期待できそうにない。少なくとも三つ以上の病院への通院歴があり、処方に不満を持っている。

主治医のこころのなかでの治療方針素案：病気がないようであれば、社会資源の有効活用ということを考えても、一〇年以上診てもらっている単科精神病院に戻ってもらうほうが本人にとってよいのでは？

てんかんについての情報収集（ほぼ四〇分経過）

（主）「今、どんな発作がありますか」

（Ａ）「もう発作はありません。ときどき、ものが遠くに見えたり近くに見えたりするだけです」

（主）「どのくらいそれは続きますか」

（Ａ）「二〜三分です」

（主）「自分が今していたことが後からわからなくなることはありますか？」

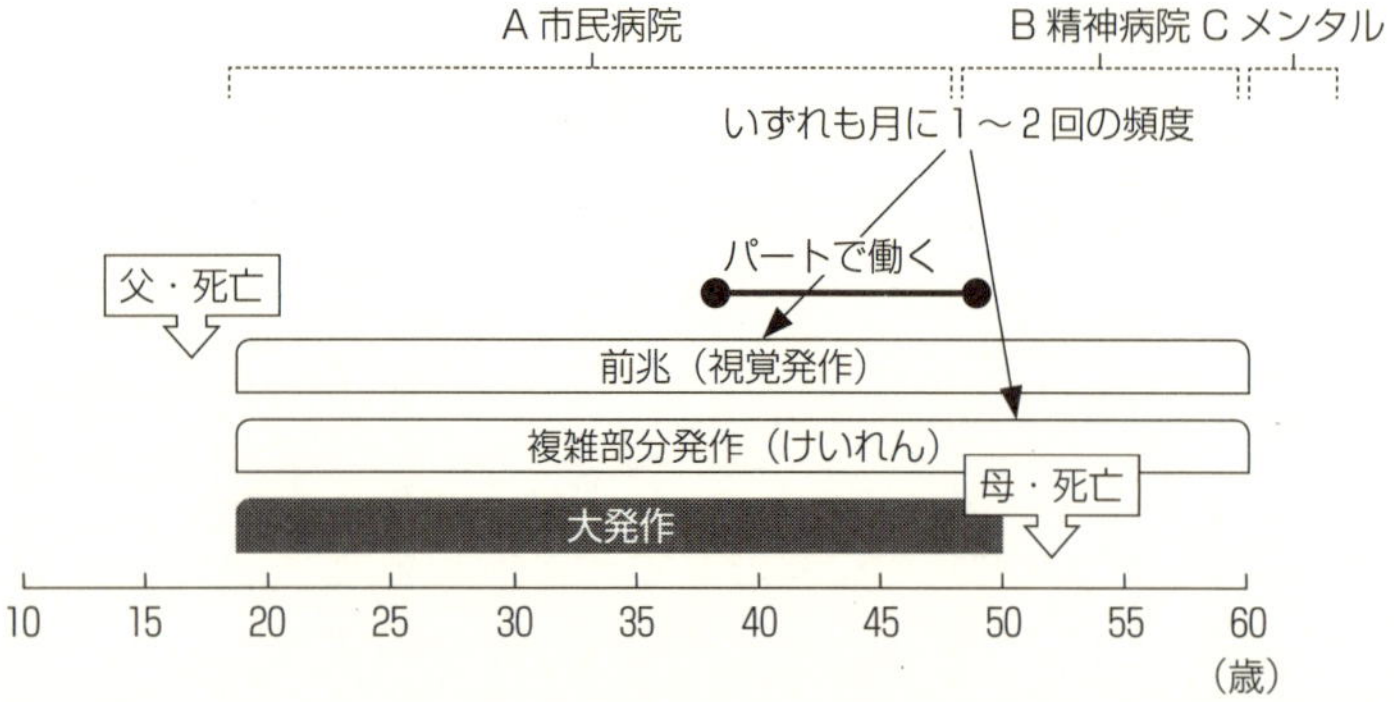

図1　症例Aの生活歴、病歴

（A）「ええ、ときどき」
（主）「見え方の変わる発作の後で記憶が抜けることもありますか」
（A）「そうなんです。そんなこともあります」
主治医の印象：持続時間の短さ、前兆の後に、記憶が抜けていることも多いことから、実際にてんかんがありそうで、発作型は複雑部分発作ではないかと推察される。
主治医のこころのなかでの治療方針素案：とりあえず、てんかんを中心に生活歴と病歴をさらに詳しく聞こう。

生活歴＋病歴の見取り図（ほぼ一時間二〇分経過）

誘導尋問にならないよう注意しながら、行きつ戻りつの苦闘を経て、生活歴と病歴が図1の見取り図のようであることが判明した。
主治医の印象：これは、長年の側頭葉てんかんおよび投薬によっての迂遠さが増し、現在、複雑部分発作がまだ止まらずにいる症例であろう。母親が生存していたあいだは、保護されながら一般就労もできていたが、母親が亡くなって以降、

・アレビアチン（100）３錠 ・ヒダントール（25）３錠 ・テグレトール（200）４錠	A：抗てんかん薬・グループ
・ランドセン（0.5）３錠 ・ベンザリン（５）２錠 ・デパス（１）１錠	B：ベンゾジアゼピン・グループ
・リスパダール（２）１錠 ・パキシル（10）３錠	C：向精神薬・グループ
・ロキソニン（60）２錠 ・エピスタ（60）１錠 ・フォルセニド（12）１錠 ・セルベックス（50）３錠 ・パントシン ・カマグ	D：一般内科薬・グループ

図２　症例Ａの投薬内容（カッコ内はmg）

服薬はそれまでの生活習慣もありなんとかできていそうであるが、社会的な適応はぎりぎり一人暮らしができるかどうかといった水準ではないか。

薬の検討（ほぼ一時間三〇分経過）

現在の投薬は図２のようになっていた。多数の薬剤が投薬されている場合には、薬剤をいくつかの種類に大別する必要がある。とくにてんかんが対象となる場合、抗てんかん薬、ベンゾジアゼピン系薬剤、向精神薬、その他の一般内科薬の四つに薬剤を分割しておくと便利である。

主治医のこころのなかでの治療方針：Ａの抗てんかん薬は、カルバマゼピンとフェニトインが重ねて処方されており、ふらつきなどの原因となっている可能性がある。しびれや冷感が長期間のフェニトインの投薬による末梢神経障害の表現の可能性もあることから考えると、フェニトインの減量ができないか。Ｂは、抗てんかん薬として処方される場合も、精神安定剤として処方される場合もあるが、両者に明確な線引きはない。知的な機能が障害されている人に処方すると投与量

表１　症例Ａの初診時の病態把握と治療方針

- 現在、複雑部分発作、単純部分発作があり、大発作は止まっている
- 発作に関しては本人はそれほど苦痛を感じていないが、投薬の負担は感じている
- 投薬は同効薬の投薬を含む多剤併用で、向精神薬のなかには投与の必要性が明確でないものが含まれる
- 投薬が本人の認知機能をさらに悪化させている可能性もある
- わかりは悪いが職歴もあり、きちんと説明をすれば共同作業は可能
- ただし、外来で薬を整理するあいだ、リスクに注意を十分に払い、発作の状態の変化を正確に報告するだけの知的能力はなさそうであり、それを補ってくれる同居家族もいない

によっては認知能力を大幅に減殺する可能性があること、慣れが生じ減量に際してけいれんその他のてんかん発作を誘発する可能性があることはすべてのベンゾジアゼピン系薬剤に共通している。Ｃは、うつなどの訴えに対して処方されているが、そもそも明確にうつと判断できるような精神症状を聞きとれていないうえに、ＢやＡの薬剤の減量・整理で精神状態は変化するかもしれない。

結論

錯綜した臨床情報を一枚の見取り図に総括し、薬剤の情報を加えて吟味したうえで出した結論を、表１に示した。

その後の経過

入院中にフェニトインを徐々に減量し、カルバマゼピンを若干増量したところ、途中で一日に三回大発作が群発した。その後、一日ほどの清明期を経て、極端な易刺激性を伴う幻覚妄想状態（発作後精神病）が出現し、二日間の保護室使用を余儀なくされた。一週間ほどでこの状態は回復し、治療に協力的で友好的な雰囲気に戻ったため、ベンゾジアゼピン系薬剤の減量を開始したが、入院後一ヵ月

目に、遠方に住む義理の弟から「入院費を高く取るために無駄に入院をさせているのではないか、何をもたもたしているのだ」という抗議の電話連絡が突然入り、それと同時に患者本人も手のひらを返したように不機嫌、攻撃的となったため、薬剤整理は道半ばにして断念せざるをえなくなった。

症例Aの小括

年余にわたる病歴があり、家族とのコンタクトが初診時に持てない患者の場合、本人に病歴聴取するうえでのコミュニケーション能力が十分に備わっていても、生活史と病歴の区分が曖昧になる場合がある。いわんや、症例Aのように認知能力が低下している場合、生活史と病歴の腑分け、そのなかでも過程性の変化[1]（すなわち脳による直接の症状）を、家族関係や現在の社会的状況などによる二次的な社会的・心理的問題とていねいにより分ける必要が生じる。症例Aでは、多岐多彩にわたる一見不定愁訴とも思われる訴えから、側頭葉てんかんの症状を抽出する作業において、てんかんという器質疾患についての知識が必要であった。

疾病の理解のためには、過程性変化以外の生活史は、砂金を取り除かれた後の砂と水のように背景に退くことになる。しかし、実際にどのようにしてこの人を手助けできるのかという方法を考える段階になると、この背景情報はきわめて重要である。その場その場で態度を変えてしまう患者本人とは結局、強固な治療契約を結ぶことはできず、伏兵のように新たに現れた義理の弟の影響で治療は中断となった。疾患ではなく、家族関係および本人とわれわれとの関係性の評価という点で甘さがあった観は否めない。

症例B

来院時の情報

心配そうな妻とともに精神科医の紹介状を持って来院。本人は五五歳の壮年男性であるが、ぼんやりしていて受け答えも要領を得ない。

初診時の病歴聴取で判明したこと

(1) X－二年までは病気一つしたことがなく、寡黙ではあるが、元気に家業を切り盛りしていた。

(2) X－二年ごろから、通常は寝入って三〇分以内に、時に明け方覚醒前に、連日全身を震わす発作が出現するようになり、その持続は一分前後。目を見開いて震え、後から自分では震えていたことは思い出せない。

(3) このため、X－二年、近医、神経内科を受診。MRIと脳波をとるも、異常がないため、夫婦間の葛藤と関連している症状であり、妻がもっと夫を大事にするようにというアドバイスを受けた。

(4) X－一年ごろからは、物忘れおよび発動性の低下が目立つようになったため、近医、精神科を受診。アルツハイマー病の疑いでドネペジルを投与中である。

主治医の印象：五〇歳を過ぎて心因性発作が初発することは頻度も低く、さらに発作が常に一分内外の持続しかないこと、浅眠時に限定して出現していることから、側頭葉てんかんが疑われる。

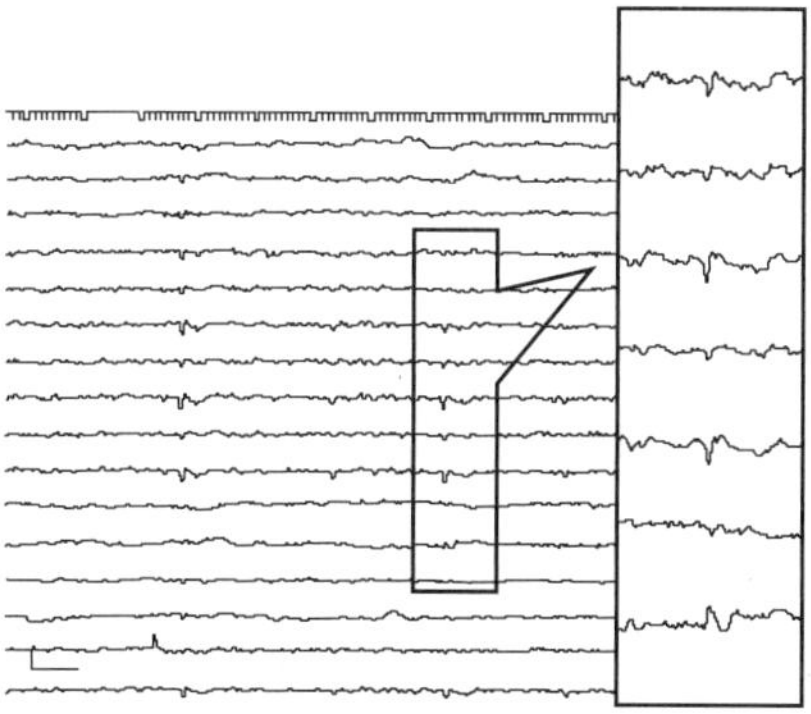

図3　症例Ｂの持参脳波

主治医の治療方針：脳波所見は改めて当施設でも再検し、以前の脳波も取りよせて確認する必要はあるが、抗てんかん薬の投薬を開始したほうがよいだろう。

来院後の経過

持参した脳波（図3）には、あまり形は典型的ではないが、単極誘導で陽性鋭波と右前前頭部の陰性鋭波が見出され、側頭葉てんかんの診断を補強する所見であった。

年齢が比較的高いこと、薬疹の出現を避けたいと家族が強く望んだことから、臨床診断と合わせて、単剤処方が適応外であることを告知したうえで、トピラマートを開始した。結果として五〇ｍｇ一錠の時点で発作頻度は半減し、一五〇ｍｇまで増量した時点で発作は消失した。発作が消失して半年後ぐらいから、徐々に発動性も増加し、記憶力も回復しつつある（図4）。

症例Ｂの小括

過程性の疾患を診断するうえで常に重要な臨床情報の一つに、少なくとも生活歴のどの時点まで病気が始まっていないかとい

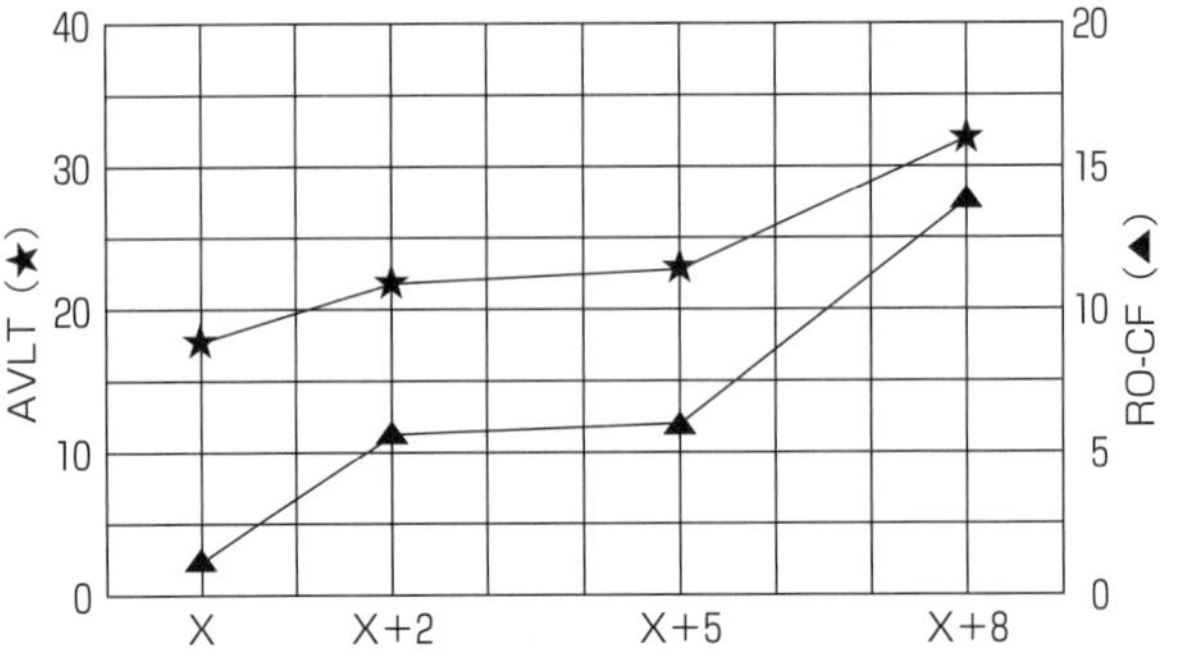

図4　症例Bの記銘力（AVLTとRO-CF値）の推移

う点の確認がある。急性の疾患、たとえば脳炎などでも解離性障害などとの誤診を少なくするうえで、この点に関する目配りは重要である。

症例Bでは、少なくとも五〇歳まで大過なく勤めあげてきた家庭人が、五〇代半ばから急に毎晩震え出し、数年の経過で発動性や記銘力の低下をきたしている点から、生活史のうえでは明らかに屈曲点があり、器質性の出来事が起こったのではないかと考える一つの補強材料になろう。

考察

何ごとかを整理して考えようとする場合、デカルトの方法がきわめて有用なのは、たとえば子どもに数学を教えようとする場合などに容易に気づくことである。デカルトの方法というのは、問題をまずは部分へと分解し、部分となった問題をそれぞれ解決して、最後にそれを総合して解答を導くやり方である。中学の教科書ではかなり早い段階で、$2 \div 3 \times \{199 - 32 \div (-0.4)^2 - 1.5\}^2$ のような問題を習うことになる。こうした計算が中学の教科書の最初に持ってきてあるのが偶然かどうかはわからないが、小学校と一線を画するると思われるのは、式をパーツごとに解決してそれらを全体として後から総合するというやり方がここでは半ば強制的に必要となることである。つまり、ここでは小学校のように単なる計算の練習をしているわけではなく、問題を解決することを通して、要素に分解して問題を単純化し、それを後から総合するというデカルトの方法をわれわれは修練することになるのである。

デカルトの方法に難点があるとすれば、問題が与えられたときにそれがどのように分解されうるかについて、そのつど異なったやり方で考える必要があることである。前述の問題では、中学生は大括弧の外の二乗の処理を誤って199×199を計算したりすることがある。つまりは分解の仕方をまちがえるわけである。問題をまちがった要素へと分解してしまえば、もちろんすべては台無しである。正しい分解のためには一定の手順があるので、プロトコールをそのとおりに問題を分解することに決めておけば、こうしたまちがいは起こしにくくなるという考え方もある。数学の問題集の反復練習は、プロトコールどおりの展開に熟練し、与えられた問題という現象を診断して、どのプロトコールを用いればよいかを考えるための訓練であるともいえる。

DSM－Ⅳにおける操作的診断は、診断という問題を単純で容易に回答できる質問へと分解し、一定のプロトコールに従えば誰でも同じ解答へとたどりつくことを目標として組み立てられたツールである。たとえば極期の統合失調症とうつ病においては、相対的にはこのやり方は奏効する。どのような枠組みで問題に答えなければならないかが、DSM－Ⅳの枠組み設定に近いところにあるからである。しかし問題となっているのが、精神遅滞の心因反応なのか内因性の精神病なのかを診断しようとする場合、I軸による病像の横断像に基づいたもともとのプロトコールに従って作業を盲目的に進めていくと、少なからず診断は誤った方向へと進むことになる。驚くべきことにその結果、精神遅滞による心因反応による精神病と統合失調症は同じものなのではないか、あるいは精神遅滞と統合失調症のコモビディティという逆転した議論すら試みられることがある。しかし、投薬への反応、精神病そのものの持続期間、精神病の内容そのものといったいずれの点をとっても両者が明らかに臨床的には異なった病態であり、治療的にも別様に取り扱う必要があることは明瞭であろう。

てんかんが精神科医にとって診断のための修練の場として適しているのは、とくに病歴の長い人たちにおいては、実際の患者・家族の訴えがしばしば一見混沌の様相を呈するからである。そしてこの混沌は多くの場合、医学的知識を座標軸として腑分けし、何に今取り組むべきかという道標へと仕上げることができる。てんかんの臨床像の混沌と臨床てんかん学の明快さが、精神科医の大局観を鍛えるのである。

〔文　献〕

（1）Jaspers, K.: *Allgemeine Psychopaholoie*. Neunte Auflage. Springer, Berlin, 1973.

（2）久保田英幹、八木和一「てんかんの包括医療」松下正明ほか編『てんかん—臨床精神医学講座9』中山書店、五三一—五四六頁、一九九八年

3 精神科におけるてんかん診療

はじめに

てんかん診療の難しさも醍醐味も、てんかんが一つの疾患ではなく、明確に区分される複数の臨床単位に分かれていることにその理由の一つがある。したがって、てんかん臨床においては、まずはこの区分を理解することが診療の前提となるが、脳波所見の読解とこの区分の理解に若干の訓練を要することもあり、精神科医のてんかん離れが昨今著しい。しかし、他方で本邦の神経内科においても、てんかん診療への関心はいまだに必ずしも高いとはいえず、また、病態によっては精神科医がプライマリーに診察する可能性の高いてんかんも少なからず存在する。今回は、精神科医が日常臨床において知っておく必要の高いてんかんの病態に関して、予備知識なしに理解できるよう紹介する。

A：年齢依存性焦点性 てんかん 100%寛解	B：特発性全般てんかん 80%寛解 バルプロ酸
C：年齢非依存性焦点性 てんかん 50〜60%寛解 カルバマゼピン	D：てんかん性脳症 20%寛解 多剤併用 精神発達遅滞

図1　てんかん大分類

精神科医に初診ないしはコンサルトされる可能性のあるてんかん関連の諸病態

てんかん臨床においては、図1に示すように大きく四つの分類を考えておく必要がある。[5] この四大分類は難治の度合いの順にD→C→B→Aと並べることができるが、[8] そのなかで最も予後のよいA分類の特発性部分てんかんは、幼児期から学童初期に発症し、思春期までには九割以上が収束してしまう年齢依存性のてんかんであり、成人の精神科領域で治療の対象となることはほとんどない。他方で最も難治のD分類、てんかん性脳症も、乳児期・幼児期発症が大部分であり、初診で成人を対象とする精神科医が診察することはきわめて例外的である。実際に精神科医が初診する可能性があるのは、B分類の特発性全般てんかんのなかで若年ミオクロニーてんかんがあり、またC分類の症候性部分てんかんでは側頭葉てんかんを挙げておく必要がある。とくに側頭葉てんかんは頻度も高く、成人を主な診療対象とする精神科医でも出会う可能性が高い病態である。てんかん関連で頻度が高い鑑別診断の対象としては、さらに、本邦においては細川清らを中心にspike & wave stupor（棘徐波昏迷）と呼び習わされてきた病態、[1] 心因性発作などを挙げることができ、いずれも精神科医にとって知っておく必要のある病態であるといえる。本稿では、紙面の関係で心因性発作の紹介は省いた。

神経症や精神病など他の精神科疾患を疑われて来院する場合

てんかんは時に、転換性障害、統合失調症、解離性障害などと混同されることがある。その具体例をいくつか挙げる。

〔症例1〕転換性障害と診断された若年ミオクロニーてんかん例

初診時二二歳、女性。
家族歴：両親と妹の四人家族。
既往歴：熱性けいれん。
現病歴：中学二年生ごろから、両手が勝手に跳ね上がることがあるのを体験していた。考えごとをしているときや、気が焦っているとき、寝起きに好発する印象であった。ちょうど同じころから、両親間の不和があり、それがこの症状の原因ではないかと家族は考えていた。高校生になると、両上肢の跳ね上がりは次第に悪化し、手に持ったものを跳ね飛ばしてしまうといったことも起きるようになった。複数の心療内科・精神科を断続的に受診。心因性疾患の診断で投薬や心理療法も受けたが奏効しなかった。当院来院一ヵ月半前に、朝から何度も上肢が跳ね上がる発作を繰り返した後で、外出する支度をするために椅子から立ち上がって数歩歩いたところで、詳細は不明であるが意識消失・転倒が出現。近医に緊急搬送されたが、前述の両親の不和に加え、祖母の介護をめぐる母親と伯母の争いなど、症状の悪化が葛藤状況とそれなりに対応していたこともあり、やはり転換性障害を疑われ、スルピリドによる加療が開始されたが、上肢の飛び跳ねは継続するため、家族が心配して当科受診となった。

初診時印象：第一印象は臆した様子で、なかなか自分がどうしたいのかを含め、体験の内容を語れない。本人にたずねても家族が代わりにしゃべってしまうというありさまであった。

初診後経過：思春期発症、起床直後における上肢のミオクロニー発作といった病歴から、若年ミオクロニーてんかんを疑い、脳波を二～三回繰り返し記録したところ、三～四ｃ／ｓの多棘徐波が確認され、診断を確定した。バルプロ酸四〇〇ｍｇ分二の処方を開始し、血中濃度は七〇μｇ／ｍＬとなり、以降四年間、それまで週に二～三回出現していた発作は完全に消失した。

〔症例２〕前頭葉起源と思われる前兆が統合失調症の幻聴とまちがわれていた症例

三五歳、女性。

個人歴：二〇代で結婚し、三〇歳ごろに離婚している。現在は派遣で事務職についている。

既往歴：特記すべきことなし。

現病歴：結婚した前後から、「突然、頭のなかに言葉がワーっと入ってくる」いやな感じを一～二分経験するようになった。言葉の内容は具体的になんであったかを事後に再現することは困難だが、エピソード中は明確になにか言葉が重なり合って侵入してくる実感があって、強い不快感を伴うものであった。このエピソードは月に数回出現していた。これとは別に、発症から当院初診時までの一五年のあいだに四回の大発作があり、そのうち二回では、この思考の集簇crowding of thoughtが、発作に先行していた。しかし、これまでこのことは重視されず、思考の集簇エピソードは「幻聴」と解釈されてリスペリドンが投与され、てんかんと統合失調症の併発、あるいはてんかん性精神病と診断されていた。本当に自分は統合失調症なのか患者本人が疑問に思い、当科初診となった。

初診時所見：対面して、奇異な感じは受けず、まったくふつうに疎通をはかることができ、陰性症状などは感じられない。

初診時以降の経過：MRI、脳波で特記すべき所見はなかったが、発作症状から前頭葉起源の前兆を疑い、カルバマゼピンを副作用の可能性を十分に説明したうえで投薬した。結果として月に数回出現していた思考の集簇エピソードは完全に消失したため、リスペリドンを中止したが、前兆も大発作も以降四年間、まったく出現していない。

このほかに、アルツハイマー病を疑われた初老期発症の側頭葉てんかんの症例[12]なども、実際にはてんかんが病態の背景にあることが見落とされていた例として挙げることができる。また、若年ミオクロニーてんかんでは、進行性ミオクローヌスてんかん[7]を鑑別診断として考えておく必要がある。

spike and wave stupor あるいは欠神発作重積状態

けいれんを伴わないてんかん発作重積状態は、昨今、非けいれん性発作重積状態 Non-Convulsive Status Epilepticus: NSE として総括される傾向があるが、この名称では前兆感覚の重積である aura continua も含まれることになり、若干不便な点もある。従来、全般性棘徐波を伴う非けいれん性の発作重積状態は、小発作重積状態、欠神発作重積状態などと呼び習わされてきたが、これらの病名は、繰り返し出現するてんかんの症状を言い表すものであり、たとえば投薬や薬物の離脱、あるいは原因は不明であるが一回きりの急激な錯乱状態として出現するNSEに適用してよいか、ためらいが残る。これらを通常のてんかん発作に含めることに慎重な立場をとる本邦の細川らは、spike and wave stupor（棘徐波昏迷）あるいは ictal stupor という病態名を後者に関して推奨してきた。

〔症例3〕抗うつ剤の投薬がNSEを引き起こした可能性が高い症例[2]

六四歳、男性。

家族歴・既往歴：特記事項なし。

現病歴：最初のエピソードは、不眠、意欲の低下から始まり、近医脳外科を初診。MRI、CT、EEGを実施するも特記すべき異常はなく、抗うつ剤の投薬によってこうした制止状態と不眠は消失し、逆に若干軽躁気味となったが、早期に仕事に復帰し、問題なく勤務していた。しかし、二～三ヵ月で服薬を自己中断。中断して数ヵ月で、不眠、不穏、焦燥、集中困難などが再燃し、仕事を継続することが困難となった。このため、近医精神科にてマプロチリン三〇ｍｇとスルピリド一五〇ｍｇの投与が開始され、症状はふたたび寛解し、通常勤務に復帰することができた。こうした断薬と症状再燃、投薬再開、症状寛解を何度か繰り返した後、初発から二年後に、耳鳴り・頭痛などの不定愁訴が出現しはじめ、「考えがまとまらない」といった思考制止を思わせる症状も出現したため、マプロチリンの投薬が近医で再開されたが、今回は症状が改善せず、知人に支離滅裂な手紙を出すといった症状が出現。さらに、その二ヵ月後には、寝巻きのまま外を歩き回っているところを警察に保護された。このため、近くの大学病院を受診するが、頭部ＭＲＩ、ＳＰＥＣＴ、ＥＥＧ、髄液検査などが実施されるも、髄液検査にて蛋白の軽度上昇を認める以外、明らかな異常は認められなかった。しかし、大学病院退院後、二日目には言語的な疎通が非常に難しくなり、食事摂取が不可能となったため、当院を受診し、同日、医療保護入院となった。

入院時の所見・入院後の経過：言語的な疎通はほとんど不能で、強く促すと促したほうを追視することはあるが、ほとんど無動・無言の状態であった。しかし、応答の仕方には一日のうちでも日内変動があり、見当識は応答がある場合にはほぼ保たれていた。入院担当医は、他院での精査および再度のＭＲＩ検査が正常であったこと、何度目かの抗うつ剤によく反応するうつ病エピソードが先行していたことなどから、うつ病性の亜昏迷状態と判断して、塩酸クロミプラミンの点滴が開始された。しかし、大部分の時間は目を見開いたままベッドで臥床しているにもかかわらず、ふと看護スタッフが気づくと廊下に出てニタニタ笑っているといった状態も観察され、念のためということで、入院五日目に脳波を再検査した。脳波では、脳波記録の前半では異常波は観察されなかったが、脳波記録の後半では前頭部に最大振幅を示す一〜二Ｈｚの多棘除波が若干左側優位に連続して出現しており、ＮＳＥであることが確認された。その目で症状を観察し直すと、眼瞼に細かい震えが観察され、また震えは時に増減し、上肢にも広がることがあることが観察された。このため、クロミプラミンを中止し、翌日、ＥＥＧ実施時にジアゼパム静注を行うと、発作波は消失した。発作波の消失に伴って疎通は大幅に改善し、見当識が保たれていることも確認された。

〔症例４〕ＮＳＥと過呼吸症候群の鑑別が問題となった症例[11]

初診時二三歳、女性。

家族歴：家族にてんかん・精神疾患の病歴はない。母親は本人に対して過干渉・過保護で、これまでの主治医と何度も診療方針をめぐって対立し、医師遍歴を続けている。

既往歴：特記すべきことなし。

現病歴：一六歳のとき、両親との口論の直後、「ハーハーと大きく息をし、ボーっとする」発作がはじめて出現し、過呼吸が続いた後に、軀幹、四肢がつっぱり、震えるといった症状も観察された。このため、近医脳外科を受診。てんかんとの診断でバルプロ酸の投与が開始されたが、その後、発作は再燃しなかったため、すぐに中止された。しかし、二〇歳のとき、同様のエピソードが再び出現。バルプロ酸の再投与が行われたが、二三歳時には週一回の頻度で夜間睡眠中の硬直、日中の数秒間の意識消失といった発作が観察されるようになった。発作が頻発しだした二三歳当時には、異性関係の悩みや職場で同僚からのいじめなどがあったことを本人も家族も重視していた。脳波検査では一貫して所見はまったく認められず、こうした経緯を経て某大学病院へ入院となった。同病院では、過呼吸の途中でも応答があること、発作が数十分以上持続すること、しばしば情動的な負荷の後に過呼吸症候群が出現していること、発作間歇期には脳波所見がみられないという経過から、少なくとも過呼吸症候群様の症状に関しては心因性の発作ではないかと考え、バルプロ酸を中止したところ、大発作様の症状が出現したため、再び、投薬を再開せざるをえなかった。診断をはっきりとつけてほしいとの家族の強い希望で当院へ初診となった。

初診時所見・その後の経過：発作間歇期にはまったく脳波異常がなく、また家族が持参した発作時のビデオ記録でも、過呼吸から始まり三〇分近く持続した発作において、苦しい苦しいと言いながら家族の問いかけにはうなずいたりしてそれなりに応ずることができる様子が記録されており、一見心因性の発作を疑わせるものであった。しかし、詳細に観察すると、ときどきこまかいけいれん様の運動が顔面などに観察され、確定診断をすることが困難な旨を家族に伝達した。ところが、何度目かの来院時、診察中に次第に応答が鈍くなり、その後過呼吸発作が始まったため脳波を記録したところ、前頭部・前頭極部に最大振幅を示す全般性棘徐波が確認され、ＮＳＥの診断が確定した。

このほかでは、ベンゾジアゼピンのごく稀な離脱症状として出現するＮＳＥを念頭に置いておく必要がある。[9] また、第二〇番染色体が環状になっている環状二〇番染色体は、ほぼ連日、ミオクローヌスや強直などのいわゆる小運動発作 minor motor seizure を伴い、一～三時間程度持続するＮＳＥを主症状とするきわめて特徴的な症状を呈し、精神科に紹介されることがありうるので、知っておいてもよい。[5]

てんかん性精神病

明確な精神病状態を呈するのは、難治の側頭葉てんかんでもせいぜい一割前後であるが[4]、その他の精神症状は二〜三割程度の頻度で出現する。側頭葉関連で念頭に置いておくべきなのは、発作後精神病状態と交代性精神病であろう。発作後精神病状態は、実際には、aura continuaと深く関連している可能性がある para-ictal というべき病態と発作後の抑制過剰と関連すると推定されている清明期を挟んで出現する中核的な発作後精神病があり、さらに発作後亜急性攻撃性亢進と呼ばれている病態があるが、詳細は拙著関連論文を参照されたい[3]。交代性精神病は、発作との時間的な関連を持たずに亜急性に出現する精神病状態の一型である[10]。側頭葉てんかんの急性発作間歇性精神病状態の一部は慢性てんかん性精神病に移行することがある。

〔症例5〕交代性精神病の例

初診時二九歳、女性。
家族歴：素封家の跡取り娘として生まれる。
現病歴：一二歳時より上腹部不快感からなる前兆とそれに引き続いて出現する複雑部分発作が観察されていた。発作はさまざまな投薬の試みにもかかわらず、週に一度は出現しつづけていた。二二歳時に、フェニトインを単剤で二五μg／mLまで増量したところ、発作の頻度は急激に減少し、一ヵ月後には発作は観察されなくなった。しかしこれと交代して、絶えず周囲の人から見られているような感じやまわりの人がいつも自分の噂をしている感じが次第に強くなり、数ヵ月後にはついに、両親が自分の知らないうちに自分の心臓に通信機を取りつけ、それを通してすべての自分の考えをスパイしていると確信するようになった。しかし、その後半年以上ものあいだ、彼女は自分の確信を誰にも悟られずに秘密にして自分だけで悶々と苦しんでいた。あるとき、たまたま目にした新聞記事に自分の体験とそっくりのことが統合失調症の項目のところに書いてあるのを発見し、驚いて著者への初診となった。

初診時の様子とその後の経過：硬い表情で、心臓に埋め込まれた機械についての確信は揺らがないが、投薬変更には同意した。フェニトインを中止してカルバマゼピンに変更し、少量のハロペリドールを追加したところ、妄想体験は二～三週間で速やかに消失した。しかし、複雑部分発作は再燃し、月に一～二度の頻度で再び定期的に起こるようになった。なお、本症例ではMRIで左海馬に硬化像が認められている。

〔症例6〕発作後精神病中核群⑥

三一歳、女性。

家族歴：既婚。一児の母。精神神経疾患の家族負荷はない。

既往歴：三歳時、右上肢の一過性の麻痺を伴う一側間代けいれんがある。

現病歴：一二歳時、からだが硬直し意識が消失する発作がはじめてあった。一三歳のときには、「自分の番でないのに試験の答案を取りにいき、自分にはその覚えがない」というエピソードが気づかれている。一七歳ごろから投薬を開始したが発作は抑制されなかった。

入院前に発作群発後の精神病状態が二度観察されたが、そのうち一度は、自分の身体感覚から世界の動きが理解できるという誇大的な実感を主調とするものであった。一種の観念奔逸が認められ、話は次から次へと別の話題にとりとめなく移り、制止することは困難で、一〇分〜一五分おきに家人の目を盗んで一日中電話をかけつづけた。また、「私、この人が好きなんです」と人前で夫に抱きつくなど性的な脱抑制も認められた。この状態はほぼ一週間で回復したが、この間、記憶や見当識は保たれており、明確な意識障害は認められていない。また発作群発時から、精神症状発現までのあいだには正常の状態と一見区別がつかない清明期が認められる。発作群発後の興奮で精神科への入院を余儀なくされることが相次いだため、著者への初診となった。

初診時の印象とその後の経過：初診時には、ローカルな宗教にのめり込むややエキセントリックな印象の女性であったが、疎通性は十分にあり、むしろ若干なれなれしい印象であった。脳波上は発作間歇期脳波で両側前側頭部に棘波が出現し、MRIで左海馬に萎縮が認められた。てんかん外科手術のために薬を減量して発作の記録を試みたところ、発作群発後、発作後精神病状態が発来した。当初はまったく外観上の変化はなく、「自分が深部脳波を受けているあいだに病棟の雰囲気が変わってしまって、なんだかすべてに現実感がない」という訴えはなされたが、他患および主治医と二時間前後雑談をしたにもかかわらず、とくに奇異な点は認められなかった。しかし、あくる日の朝から、患者は異様に上機嫌になり、「科学ってえらいもんですね。手術ってこんなおもしろいもんだとは思わへんかった」と誰彼かまわず話しかける状態となった。この状態は二〜三日で次第にエスカレートし、「何を聞いてもおかしくて笑ってしまう。主人や子どもに迷惑をかけていると思うと本当は笑うような状況ではないのに、なにかおかしくなって笑いたくなる。まわりの人たちを上から見下ろして自分はその上にいる感じがしている」と訴えられた。群発終了後五日目には、愉快な感じだけでなく次第にイライラ感も伴うようになり、六日目に著者が訪室すると激しく興奮しだし、病室を飛び出して、金切り声で支離滅裂な内容を叫びつづけ、制止しようとした看護スタッフに暴力をふるった。このため、ハロペリドールを一〇mg筋注、ジアゼパムを一〇mg静注したところ、一五分ほどで入眠し、あくる日には興奮は大幅に緩和され、ほぼそれから数日で完全にもとの状態に戻った。精神症状の観察された時期の記憶は完全に保たれており、意識障害の徴候はなかった。なお、本症例はてんかん外科手術によって発作、精神症状とも完治してすでに一〇年以上経過している。

まとめ

通常の診療で精神科医がてんかんを取り扱う可能性は減っているが、いくつかの病態は知っておくと役に立つことがある。その際、図1に示したようなてんかん学全体の枠組みに立ち返って個々の事象を理解するように試みると、病態への理解が深まると思われる。

〔文　献〕

(1) 細川清『てんかんと精神医学』星和書店、一九九三年

(2) 稲田英利子、大島智弘、木村仁ほか「うつ病性昏迷として治療が開始された非けいれん性てんかん発作重積状態の1例」『精神科治療学』一九巻二号、二一九―二二四頁、二〇〇四年

(3) 兼本浩祐「発作後精神病の病態と今後の課題」『精神神経学雑誌』一〇六巻二号、二四九―二五三頁、二〇〇四年

(4) Kanemoto, K.: Postictal psychoses, revisited. *The Neuropsychiatry of Epilepsy* (ed. by Trimble, M., Schmitz, B.). Cambridge University Press, Cambridge; 117-131, 2002.

(5) 兼本浩祐『てんかん学ハンドブック〔第二版〕』医学書院、二〇〇六年

(6) 兼本浩祐、河合逸雄「前兆として『環界との過剰な相即体験(Weizsäcker)』と発作後に躁状態を示した1症例」『てんかん研究』一二巻一号、二八―三三頁、一九九四年

(7) 兼本浩祐、川崎淳、河合逸雄「進行性ミオクローヌスてんかんと若年性ミオクローヌスてんかんの外来初診時における鑑別診断の試み」『てんかん研究』一三巻一号、九―一四頁、一九九五年

(8) 兼本浩祐、川崎淳、河合逸雄「てんかん各症候群の寛解率―国際分類による症候群分けに基づいて」『精神医学』三七巻六号、六一五―六二〇頁、一九九五年

(9) Kanemoto, K., Miyamoto, T., Abe, R.: Ictal catatonia as a manifestation of de novo absence status epilepticus following benzodiazepine withdrawal. *Seizure*, 8(6); 364-366, 1999.

(10) Kanemoto, K., Tsuji, T., Kawasaki, J.: Re-examination of interictal psychoses based on DSM IV psychosis classification and international epilepsy classification. *Epilepsia*, 42(1); 98-103, 2001.

(11) 大島智弘、稲田英利子、田所ゆかりほか「過呼吸症候群と思われた症状が欠神発作重積状態であった1例」『精神科治療学』二〇巻二号、一九九―二〇二頁、二〇〇五年

(12) 田所ゆかり、清水寿子、兼本浩祐「『もの忘れ』を主訴として来院し、初老期痴呆との鑑別診断が問題となった側頭葉てんかんの1例」『精神医学』四八巻六号、六九一—六九三頁、二〇〇六年

4

てんかんに併存した抑うつ状態

はじめに

てんかんにおいて高率に抑うつ状態が合併することはよく知られており、発作が抑制されている人たちでは三〜九%、活動性のてんかんに罹患している人では二〜五割にものぼるとされている。さらに側頭葉てんかんではこの比率はいっそう高くなることが知られている。自殺率も高率で、一般人口と比較するとほぼ一〇倍、側頭葉てんかんに限るとその比率は二五倍にもなるとされる。(4)(8) てんかんの抑うつ状態についての総説は何度か発表する機会があったので、(4) 総論としてはそれらを参照していただきたいが、今回はてんかんに合併する五種類の抑うつ状態のうち、頻度が相対的に高く精神科医が遭遇する可能性が比較的高い二つの病態に絞り、具体的な症例報告を通して考察を試みる。なお、提

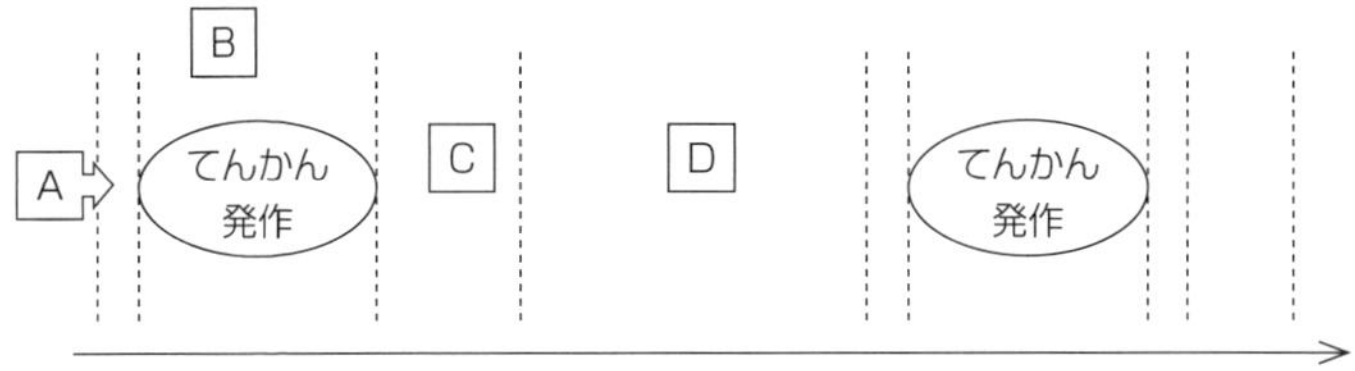

A：発作前抑うつ　B：発作時抑うつ　C：発作後抑うつ
D：発作間歇期抑うつ（A〜D：発作周辺期抑うつ）

図1　てんかん発作と抑うつの関係

示する四症例はいずれも自験例であるが、そのうち三症例は文献4からの再録であることを断わっておく。

てんかんに併存する抑うつ状態の種類

てんかんに併存する抑うつ状態は、てんかんに併存する精神病に倣って、発作とのかかわりで発作前抑うつ、発作時抑うつ、発作後抑うつ、発作間歇期抑うつの四つに分けられることが多い（図1[5]）。これに加えてんかん外科手術に伴う抑うつ状態が注目されており、これを合わせると五つの抑うつ状態となる。

発作前抑うつは、てんかん発作に通常は数時間、時には二〜三日前駆して抑うつ気分が出現するものをいう。こうした気分の変調は前駆症状 prodrome の一種であって、発作そのものの症状の一部である前兆 aura とは病態生理学的にはまったく異なるものである[1]。これとは対照的に発作時抑うつとは、前兆体験、すなわちてんかん発作そのものである。発作前抑うつについては報告が少なく、その実態は今のところ明確ではない。発作時抑うつについては実態はそれよりは明確であり、前兆を訴えた自験例五一六人の統計では、「抑うつ」を訴えた患者はわずかに四人であり、その頻度の少なさ、さらに数十秒から数分という持続時間の短さから、自殺などに直接結びつくことは少ない[3]。

これらとは対照的に、難治側頭葉てんかん外科手術後二〜三ヵ月で典型的に出現する抑うつ状態は本格的なうつ病であり、自殺企図に至ることがしばしばあるため、その知識はてんかん外科手術にかかわる医師には必須のものであるが[7]、てんかんセンター等で働く機会のない一般精神科医には通常診る機会がほとんどないと考えられるため、今回はこれには触れない。

したがって、すでに冒頭で述べたように、今回は、発作後抑うつと発作間歇期抑うつを取りあげ、症例を通して解説をしたい。

発作後抑うつ

発作後抑うつも正確な頻度は明らかではないが、発作前・発作時抑うつと比べると、その頻度ははるかに高い。また、発作後抑うつは、発作前・発作時抑うつと比べると持続時間が数時間から一週間以上に及ぶこともあり、自殺などを含め深刻な問題を引き起こすことがある[6][9]。実際には発作後抑うつは発作時抑うつとのあいだに、さらに発作間歇期抑うつとのあいだにも移行関係があり、理念的には両者を区別することはできるが、具体例においてはいくつかの機序が混在している症例も少なくない。以下は、発作後抑うつを示した典型例である。

〔症例1〕五一歳、主婦、側頭葉てんかん

一五歳から口部自動症を伴う意識消失発作を起こしていたが、三〇〜四〇代になって頭部の漠然とした違和感が意識消失発作に時に先行するようになった。四八歳のときに当科に初診した際には月に数回の頻度で意識消失発作が起こっており、発作のため料理中に手をひどく火傷してその治療のため形成外科を受診し、形成外科から当科に紹介されたのが当科初診のきっかけであった。ＭＲＩ所見は正常範囲であったが、発作間歇期に脳波で左前側頭部の棘波が検出された。

四〇代に入ってからは、意識消失発作が起こると、発作後、気分の変調がみられるようになり、発作自体よりもこの気分の変調のほうが自分にとってはしんどいと訴えられた。気分の変調の様子を患者自身は次のように記述している。「私は発作の後、とてもいやな気分になります。食欲もやる気もなくなり、急に何もかも楽しくなくなります。発作後二〜七日くらいこうした状態は続きます。この状態になると、洗濯でも料理でも、ふだんなんともない些細な家事がいちいちとても苦痛になり、一所懸命気力を振り絞らないとできなくなってしまいます」。夫の観察は以下のようであった。「家内はいつもちょっと気分屋なところはあるのですが、発作があると気分屋の度合いがとてもひどくなります。発作後何日かは、動作が鈍くなるような気もします」。

小括：てんかん性精神病と同様に、こうした発作後の気分の変調もてんかん罹患後一定の期間を経た後になってはじめて出現することが多いようである。本症例で夫が証言しているように、こうした発作後抑うつを示す人では、発作間歇期にも気分の不安定さが存在していることが少なからずあり、症例2で提示するてんかん性不機嫌症型の発作間歇期抑うつと密接に関連していることも多い。

発作間歇期抑うつ

てんかん発作の前後に出現する前記三つの抑うつと対照的に、発作間歇期抑うつは、少なくとも理念的にはてんかん発作とは直接の時間的関係を持たずに独立して出現する精神症状である。DSM−Ⅳで診断すると、症状ベースではディスチミアに似た病像を呈する人が七割を占めるとの報告があるが、実際には間歇的に消長するため、持続時間という基準からはDSM−Ⅳの診断基準に当てはまる症例は少数である(4)(5)(8)。こうした状態は、ドイツ語圏の伝統的なてんかん性不機嫌epileptische Verstimmungと対応しており、ブルーマー(Dietrich Blumer)らはinterictal dysphoric disorderという用語で新たにてんかん性不機嫌症の概念を練り直している(2)。

症例2はてんかんにおける最も頻度の高い発作間歇期の「うつ」の病像で、古典的な不機嫌症と対応する症例である。症例3は不機嫌症よりは頻度が少ないものの、一定数で存在する特発性のうつ病と病像が近い症例で、抗うつ薬が奏効する症列である。症例4は不幸にして自殺の転帰をたどった症例である。

〔症例2〕四九歳、主婦、側頭葉てんかん

初診時、「うつ」の治療をしてほしいという主訴で来院。一〇歳で意識消失発作が初発し、てんかんセンターを含めいくつもの専門医で治療を受けるも、投薬で発作の抑制はされなかった。てんかんとうつを同時に診療してもらえる病院ということで当院を受診した。初診時には意識消失発作は週単位で出現し、月に一度は右顔面のけいれんを伴う二次性全般化を起こしていた。パロキセチンが一日量四〇ｍｇまで、セルトラリンが一日量一〇〇ｍｇまで、他院で投薬されていたがまったく無効であった。ＭＲＩでは左海馬の硬化像がみられ、前医を含めてんかん外科手術が提案されたが本人が拒否。脳波上も左前側頭部に棘波が認められ、典型的な内側型側頭葉てんかんの病像を示した。初診時には、フェニトイン（三〇〇ｍｇ、血中濃度二〇μｇ／ｍＬ）、フェノバルビタール（六〇ｍｇ、血中濃度一一・五μｇ／ｍＬ）、ゾニサミド（二〇〇ｍｇ、血中濃度八・四μｇ／ｍＬ）、カルバマゼピン（四〇〇ｍｇ、血中濃度二・九μｇ／ｍＬ）と四剤の抗てんかん薬が投与されていたが、フェニトイン以外は有効血中濃度に達していなかった。Beck Depression Inventory Ⅱ（ＢＤＩ－Ⅱ）を実施したところ、二五点で中等度うつ病に相当していたが、以下のように初診時の様子は通常のうつとはまったく異なる様相であった。

本患者はてんかん外来でない日に予約なしで突然来院し、受付の事務員が翌日以降のてんかん外来の日に予約を取り直そうとすると、「たらいまわしにするのか」と激しく怒りはじめ、三〇分以上もそこで抗議して警備員が呼ばれる事態となった。さらに診察に際しては原稿用紙で二〇枚分にもなる質問用紙を用意しており、これにすべて答えられなければ主治医としては認めないと言い張った。さらに筆者の家族状況をたずねるので、「治療のためにそれが必要ですか？」と聞き返すと、自分たち患者はプライバシーをすべて答えているのに医師が答えないのは人権侵害だと再び激昂するなど、何度も診察中に怒りを爆発させて遅々として診察は進まず、そのエネルギーに治療者は圧倒される状況であるのにもかかわらず、主観的には本人は抑うつ状態を訴えていた。

その後の経過は、フェニトイン、ゾニサミド、フェノバルビタールを減量中止し、カルバマゼピン単剤にしたところ、家族（および治療者も）が非常に困っていた激昂発作は影を潜め、ラモトリギンを加えたところ本人の抑うつ感情も後退し、ＢＤＩの点数も劇的に改善した。ただし、粘着的な傾向は残っている。

小括：本症例のように、粘着性や爆発性が前景に立っていて、てんかん性不機嫌症の様相を呈する場合には、ＳＳＲＩなどの抗うつ薬が奏効する可能性はあまり高くなく、まずは抗てんかん薬のなかで認知機能に一定の悪影響があるフェノバルビタール、フェニトイン、ゾニサミド、トピラマートなどの薬剤を整理すべきであり、場合によってはレベチラセタムも攻撃性の増大の原因になっている可能性があることを考慮しておく必要がある。基本的には抗てんかん薬は、カルバマゼピン、バルプロ酸、ラモトリギンの三剤から選ぶのが望ましい。

〔症例3〕四〇歳、事務職員の女性、側頭葉てんかん

二四歳、夜間睡眠時にはじめてけいれんを起こし、搬送された近医の神経内科医が処方を開始したが、二五歳時、三六歳時には日中の大発作があり、途中で別の神経内科に変わるも発作の回数・強さとも改善せず、年に三～四回の睡眠中のけいれんと、月に二回程度の口をクチャクチャさせて意識がなくなる日中の複雑部分発作が抑制されず継続するため、四〇歳時に当院を初診した。当院にてそれまで処方されていたバルプロ酸四〇〇ｍｇをカルバマゼピン四〇〇ｍｇに変更したところ、発作は直ちに消失したものの、投与開始後一ヵ月ほどで白血球が二〇〇〇前後まで減少し、さらに減少傾向が

続くため、再度投薬をトピラマートに変更した。トピラマートが一〇〇ｍｇになった時点で発作は消失し、当初は手の痺れを訴えていたものの、その後発作も副作用もなく、大過なく過ごすようになった。

ところが、発作消失後二年目になって会社で次第に笑顔がなくなり、様子がおかしいと指摘されて診察予約日以外の日に突然来院。「いわれてみればそうかもしれない」と訴え、主観的な訴えには乏しいものの表情は硬く、詳しくたずねると不眠、食欲低下も聴取された。このためセルトラリン五〇ｍｇを投与するも、次の週には希死念慮も出現。焦燥感も強いため、ロラゼパム二ｍｇを追加したうえでラモトリギンも開始し二〇〇ｍｇまで増量した。抗うつ薬開始後ほぼ一ヵ月目には、「少し気分が楽」という発言があり、二ヵ月目には笑顔もみられるようになったが、四ヵ月後には再び抑うつ状態が再燃し、「会社で自分の状態を人に知られたくないが隠しておくことができないくらいもういっぱいいっぱいです」と強い焦燥感と抑うつ気分が訴えられた。このため、トピラマートを中止し、ラモトリギンを二五〇ｍｇまで増量したうえでデュロキセチン二五ｍｇを追加投薬したところ、ほぼ二週間で速やかに気分の状態は回復したが、会社でふらつきが出現。転倒しそうになる状態となったため、ラモトリギンをいったん二〇〇ｍｇに減量。減量後一週間目に二年半ぶりに発作の前兆のような感じが出現したため、再びラモトリギンを増量し、最終的にはラモトリギンを三五〇ｍｇに増量した時点で発作が起こりかける感じは消失した。足のもつれる感じも次第になくなり、以降一年半は抑うつ状態もてんかん発作も出現せず経過している。

小括：症例3は症例2とは対照的に、主観的な訴えに乏しいという点を除いては特発性のうつ病と現象面からは区別できない状態が出現しており、抗うつ薬が一定程度奏効したと考えられる症例である。しかし、抗てんかん薬自体の精神面への影響、その変更によるてんかん発作の再燃への懸念、薬物相互作用による副作用の問題など、複数の問題が複雑に絡み合い、明確にはどの程度抗うつ薬が奏効したか、あるいは抗てんかん薬の変更が奏効したかを本症例において確言することは困難である。しかし、症例4で示されるように、てんかんにおける特発性のうつ病に類似したうつ状態は自殺の可能性も高く、思いつくかぎりの対応は素早く行う必要があり、てんかんにおけるこうしたタイプの抑うつに対する治療の典型的な経過ともいえる。

〔症例4〕二七歳、事務職員の女性、側頭葉てんかん

五歳ごろから、「いやだ、いやだ」と意識消失中に言語自動症が出現する発作を繰り返していた。この言語自動症に続いて口をクチャクチャさせる口部自動症が生ずることも多かった。発作は数分間の持続。その後、「世界の様子が変わってしまい別世界に入ってしまう」夢様状態からなる前兆も意識消失発作前に前駆するようになった。当院初診まで三つの病院を受診しているが、二〇年以上の治療歴があるにもかかわらず、夢様状態→言語自動症→口部自動症と展開する複雑部分発作は週単位で起こっていた。それまで投薬されていたバルプロ酸とジアゼパムに代えてカルバマゼピンを開始したところ、発作は激減し、初診後一〇ヵ月目に一回の再燃があったのみで発作は消失した。その後、仕事も順調に続け、通院も規則的であった。ところが、初診後三年目に突然大量服薬して救急病院に搬送されたとのことで、処置を受け終わった後、父親に連れられて当院に来院。外見上は本人はいつも

と変わらず穏やかで、もう二度とこんなことはしませんと約束をし、父親も、自分がきちんと監視するから連れて帰りたいと強く希望するため、そのまま帰宅することとなった。しかし、その二ヵ月後に二度目の自殺企図があり、既遂となった。

小活：一般的に、てんかんに伴ううつ病は訴えが少なく、発見が遅れるといわれている。本症例においては家族の意志もあり、これ以上の介入は最初の大量服薬の際には困難であったが、てんかんを持つ人が自殺企図をした場合、見かけの印象よりも既遂に至る可能性が大きいことを本症例は示唆している。

てんかんにおける抑うつ状態の特徴と対応

一般精神科医が理解しておくとよいてんかんにおける抑うつ状態は、基本的には発作後抑うつと発作間歇期抑うつであることはすでに触れたが、発作間歇期の抑うつは、旧来のてんかん性不機嫌症とうつ病に準ずる状態との二つに分けて考えるほうが臨床的には有用であろう。

発作後抑うつの治療法は、本質的にはてんかん発作を抑制することしかないが、多くの場合、すでにさまざまな薬剤が試された後であることが多く、てんかん発作を抑制することは容易ではない。他方で多くの場合、発作間歇期にも情動の不安定さが目立つようになっていることが多いため、負担の大きい薬剤はさらに精神的な不安定さを悪化させる。したがって、発作間歇期の精神症状のためには投薬の軽減が必要である一方、発作後の精神症状のためには投薬の強化が必要であることになり、いずれを選択するかのジレンマが生ずることになる。

かつてのてんかん性不機嫌症と重なり合う病像を示す場合も同様の難治症例が多いが、この場合には患者・家族が精神症状の治療を優先するのか、てんかん発作の治療を優先するのかを、医師と患者が共同で決断 shared decision making する作業を行うことができる場合がある。多くの場合、よく話し合えば患者・家族は精神症状の治療を優先することが多い。そうした決断が行われれば、カルバマゼピン、バルプロ酸、ラモトリギンを中心とした処方に変更し、少量のドパミンブロッカーを加えるのが一つの方法である。

発作間歇期の抑うつのなかで、特発性のうつ病に準ずる症例は、発作そのものはよく抑制されており、エピソード以外での精神症状が目立たないという特徴がある。抗うつ薬がよく奏効する場合も多いが、治療のタイミングを逸すると不幸な転帰をたどる可能性もあり、早期発見と早期治療が非常に重要である。

なお、てんかんにおける抑うつ状態をスクリーニングするためのスケールが開発されており（表1）、三～四分程度で実施可能な自記式の検査であり、日本てんかん学会のウェブサイトからも無料でダウンロード可能である[10]（http://square.umin.ac.jp/jes/images/jes-image/NDDIEJ.pdf）。

〔文　献〕

（1）Blanchet, P. and Frommer, G. P.: Mood change preceding epileptic seizures. *J. Nerv. Ment. Dis.*, 174(8); 471–476, 1986.

表1　てんかん患者用の神経学的障害うつ病評価尺度（Neurological Disorders Depression Inventory for Epilepsy）スクリーニングツール（日本てんかん学会ウェブサイトより引用）

以下の質問票は、自分でうつ病の可能性があるかを評価できるように作成されました。スクリーニングツールの質問にすべて回答すると、点数が出るようになっています。

今日を含めて最近2週間のあなたの状態を最もよく表している項目を選択してください。

1．ちょっとしたことでもがんばらないとできない
Everything is a struggle
☐ 4. いつも又はしばしば Always or often　☐ 3. ときどき Sometimes　☐ 2. まれに Rarely　☐1．まったくない Never

1．やることなすことちゃんとやれない
Nothing I do is right
☐ 4. いつも又はしばしば Always or often　☐ 3. ときどき Sometimes　☐ 2. まれに Rarely　☐1．まったくない Never

1．罪悪感を覚える
Feel guilty
☐ 4. いつも又はしばしば Always or often　☐ 3. ときどき Sometimes　☐ 2. まれに Rarely　☐1．まったくない Never

1．いっそ死んだ方がましだと思う
I'd be better off dead
☐ 4. いつも又はしばしば Always or often　☐ 3. ときどき Sometimes　☐ 2. まれに Rarely　☐1．まったくない Never

1．イライラする
Frustrated
☐ 4. いつも又はしばしば Always or often　☐ 3. ときどき Sometimes　☐ 2. まれに Rarely　☐1．まったくない Never

1．楽しいと感じるのが難しい
Difficulty finding pleasure
☐ 4. いつも又はしばしば Always or often　☐ 3. ときどき Sometimes　☐ 2. まれに Rarely　☐1．まったくない Never

17点以上でうつの疑いありと判定。

(2) Blumer, D., Montouris, G. and Hermann, B.: Psychiatric morbidity in seizure patients on a neurodiagnostic monitoring unit. *J. Neuropsychiatry Clin. Neurosci.*, 7(4); 445–456, 1995.
(3) 兼本浩祐、馬屋原健「情動発作を呈した47例のてんかん患者の臨床的検討―ことに不安発作の検討を中心として」『精神医学』三五巻九号、九二九―九三三頁、一九九三年
(4) Kanemoto, K., Tadokoro, Y., Sheldrick, A. J. et al.: Lack of data on depression-like states and antidepressant pharmacotherapy in patients with epilepsy: randomised controlled trials are badly needed. *Curr. Pharm. Des.*, 18(36); 5828–5836, 2012.
(5) Kanner, A. M.: Depression in epilepsy: prevalence, clinical semiology, pathogenic mechanism and treatment. *Biol. Psychiatry*, 54(3); 388–398, 2003.
(6) Kanner, A. M. and Palac, S.: Depression in epilepsy: a common but often unrecognized comorbid malady. *Epilepsy Behav.*, 1(1); 37–51, 2000.
(7) Kochstöcker, S. and Kanemoto, K.: Psychiatry and surgical treatment. In: (eds.), Engel, J., Jr. and Pedley, T. A. *Epilepsy; A Comprehensive Textbook*, 2nd ed. Lippincott Williams & Wilkins, Philadelphia; 2169–2178, 2008.
(8) Lambert, M. V. and Robertson, M. M.: Depression in epilepsy: epilepsy, phenomenology, and treatment. *Epilepsia*, 40(Suppl. 10); 21–47, 1999.
(9) Mendez, M. F., Doss, R. C., Taylor, J. L. et al.: Depression in epilepsy. Relationship to seizures and anticonvulsant therapy. *J. Nerv. Ment. Dis.*, 181(7); 444–447, 1993.
(10) Tadokoro, Y., Oshima, T., Fukuchi, T. et al.: Screening for major depressive episodes in Japanese patients with epilepsy: validation and translation of the Japanese version of Neurological Disorders Depression Inventory for Epilepsy (NDDI-E). *Epilepsy Behav.*, 25(1); 18–22, 2012.

5 新しい抗てんかん薬と伝統的抗てんかん薬

はじめに

少なくとも成人のてんかん治療に関するかぎり、二〇世紀の主人公は本邦においては精神科医であった。表現を変えるならば、これはフェニトインの時代でもあったし、さらに表現を変えるならば単剤療法の時代でもあった。

長らくＩＬＡＥ（国際抗てんかん連盟）の理事長を務めたエミリオ・ペルッカ（Emilio Perruca）は、一九九〇年代後半に来日した折にはすでに合理的多剤併用について語っていた。当時、本邦ではまだレベチラセタムもラモトリギンも市場に出回ってはいない時期で、ペルッカと会食した場所は名古屋のどこかのホテルだったという以外はぼんやりとした記憶しかないが、彼のいうことが当時いまひとつピンとこなかったのは明確に記憶している。単剤療法の時代から合理的多剤併用療法の時代への移行は、レベチラセタム、ラモトリギン、トピラマート、ガバペンチンなどの新薬が出揃ったことと不可分に関連しており、これらの薬剤の導入がてんかん薬物療法の基本的な手順を大きく変えるパラダイム・シフトを起こしたのはまちがいない。

本邦の神経内科の諸先生の大部分がてんかん治療に本格的に参入してきたのは、世紀の変わり目以降のことである。このことを例示する印象的な思い出がある。一九九〇年代半ばにハンス・リューダース（Hans Lüders）を迎え、二〇〇〇人以上収容できる学会場で行った日本神経学会総会におけるシンポジウムに招請された折のことである。驚くべきことに、リューダースを含むわれわれ五人のシンポジスト以外に集まった聴衆はわずかに十数人で、しかもそのうちの半数が精神科経験者であった。当時新進気鋭のリューダースを迎えてのシンポジウムであったにもかかわらず、この時点では神経内科医にとってんかんはほとんど関心の埒外にあったことが、このことからもうかがわれる。これとは対照的に、日本てんかん学会の学会員の推移を観察すると、精神科医の占める割合が着実に減っているのが確認できる。前世期までてんかん医療を中心的に担ってきた精神科医の多くが、世紀の変わり目を境に、てんかん診療の第一線から退きつつあることはまちがいない。したがって、この間の治療戦略のパラダイム・シフトを身をもって経験したてんかん専門医の数は着実に減っており、本稿でその体験談を語っておくのは意味のないことではないようにも思う。

第一世代——フェノバルビタール、フェニトイン

細かいことは省略するが、二〇世紀前半はフェノバルビタール、フェニトインの時代ともいえる。レノックス（William Gordon Lennox）は一九四二年の論文で、抗てんかん薬による発作抑制の努力がむしろ患者の認知機能を損ない、副作用のために患者を不幸にしている実態を鋭く告発していた。この論文では、フェノバルビタールが上市された後、副作用の軽減によって多くの患者が救われたという指摘もある。[5] フェノバルビタールは、現在では患者負担の最も重い薬剤の一つに数えられているが、それ以前に用いられていたブロマイドと比較すると、薬効は格段に優れており、副作用もはるかに少なく、フェノバルビタールの上市をもってそれ以前の時代とは抗てんかん薬の治療は質的な飛躍を体験したことが、レノックスの論文からは読み取れる。現在でも、アフリカ大陸ではフェノバルビタールが処方の主流であり、少なくとも抗てんかん薬に容易に反応する六～七割のてんかん患者においては、副作用のプロフィールを考えても十分によい治療成績をあげている。[4] 薬効という点に限って考えれば、フェノバルビタールとフェニトインよりも圧倒的に優位に立つような抗てんかん薬は、現在まで開発されていない。

第二次世界大戦前後から少なくとも一九九〇年ごろまでは、フェニトインは世界的にみてもてんかん専門医の切り札となる薬剤でありつづけたといってよい。フェニトインは最初に開発されたナトリウムチャンネルブロッカーであり、焦点性てんかんに関しては非常に強力な発作抑制作用を発揮した。しかし、フェニトインは長期連用によって、歯肉の増殖など美容上の問題、骨を含む結合織への影響

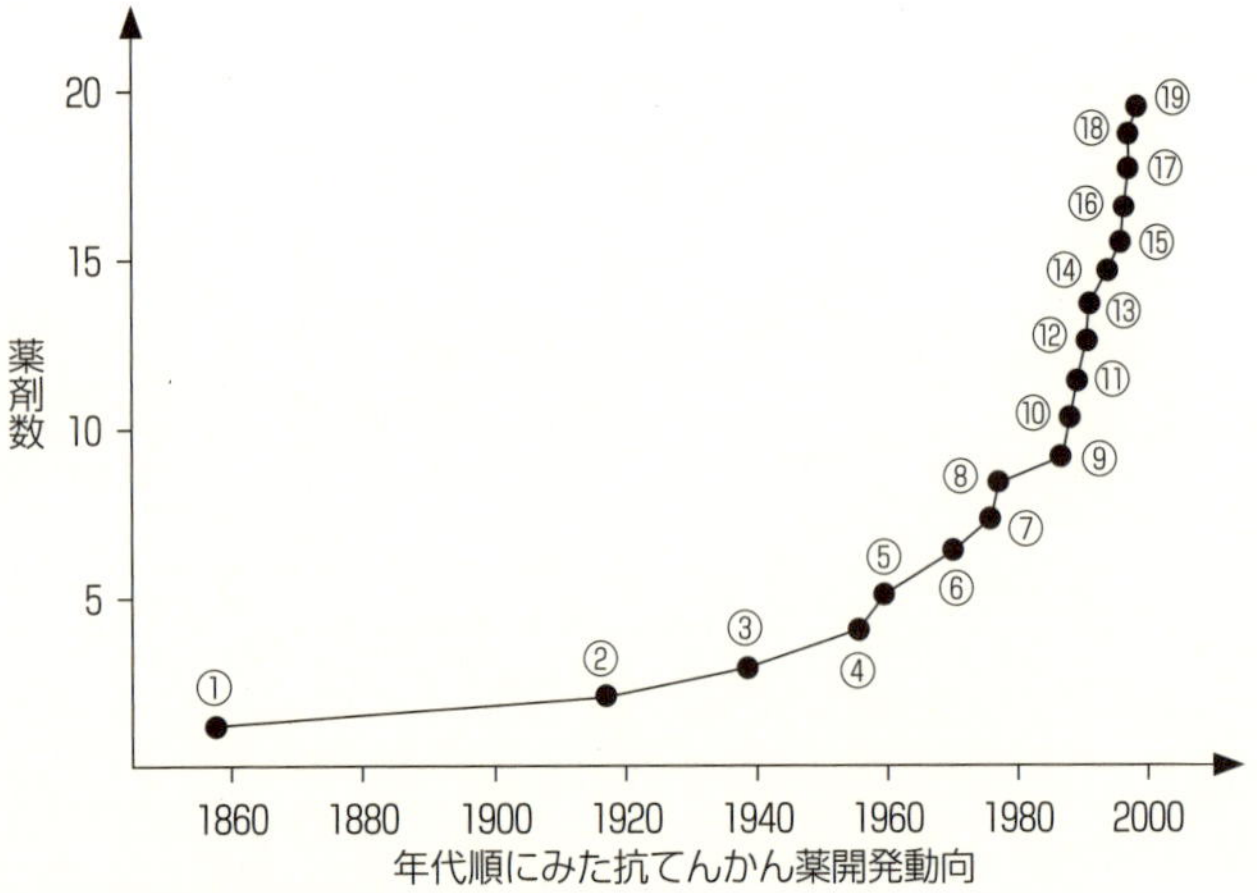

① bromide ② phenobarbital ③ phenytoin ④ primidone
⑤ ethosuximide ⑥ benzodiazepines ⑦ carbamazepine
⑧ valproate ⑨ zonisamide ⑩ vigabatrin ⑪ lamotrigine
⑫ felbamate ⑬ gabapentin ⑭ topiramate ⑮ fosphenytoin
⑯ tiagabine ⑰ oxcarbazepine ⑱ levetiracetam ⑲ clobazam

図１　抗てんかん薬開発史（米国）（文献１より引用）

がある点、非可逆性の末梢神経障害や小脳の問題を引き起こす可能性があるなど、さまざまな問題と引き換えにこうした強力な薬効を発揮する薬剤であることも比較的早くから知られていた。欠神発作に特異的に作用し、視床皮質路のカルシウムチャンネルに特異的に作用するエトスクシミドの登場をもって、古典的な抗てんかん薬の体制は整ったといえる（図１）。

第二世代
——カルバマゼピンとバルプロ酸

一九八〇年代にバルプロ酸とカルバマゼピンが上市されて、全般てんかんと焦点性てんかんに特異的に有効な薬剤が出揃ったことで、てんかん臨床は

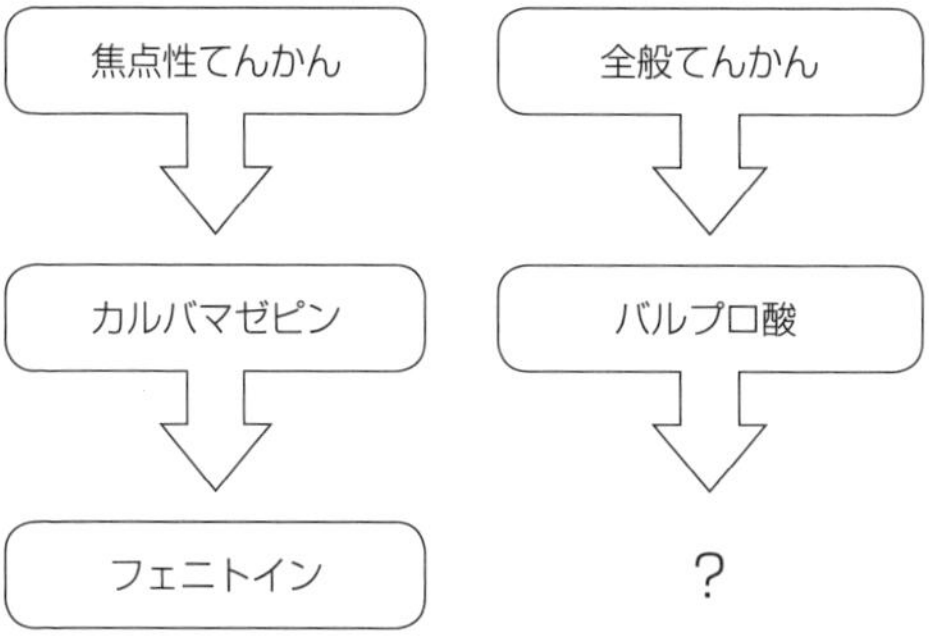

単剤を副作用が出る前まで増量する。

図2　抗てんかん薬投与法の2つの大きな流れ

大きな変貌を遂げることになる。焦点性てんかんと全般てんかんの鑑別診断が臨床上きわめて重要になり、両者をまず鑑別診断するのが専門医の仕事となった。さらにディーター・シュミット（Dieter Schmidt）が、焦点性てんかんに対するカルバマゼピンおよびフェニトインの単剤療法のプロトコールを確立し[6]、これによって二〇世紀の専門医のてんかん診療フローチャートが確立することとなった（図2）。とくに二〇世紀後半のプロトコールとして特異的なのは、カルバマゼピンを、複視が出るか、あるいは効果が出るまで増量し、複視が出ても発作が止まらなければフェニトインにスイッチして、これも複視が出るまで増量するというフェニトイン高用量療法である。フェニトインに対する耐性は個人差が大きく、血中濃度が三五μg／mLくらいで小脳失調をきたすことなく発作が止まる人も散見された。一～二年こうして発作が消失するともとの用量に減量しても発作が再燃しない人たちもおり、綱渡り的な治療法ではあったが、専門医が行いうる最後の頼みの綱といってよい治療法でもあった。フェニトインは、特定の時点から血中濃度が等比級数的に上昇し、症例によってその特異点が異なるため、そのことは当時の臨床において薬物血中濃度測定が必須であったことの大きな理由であった。

第三世代――ラモトリギン、トピラマート、レベチラセタム、ガバペンチン

一九九〇年前後から上市され、本邦においては今世紀になってから使用可能となった前記の薬剤は、少なくともカルバマゼピンが無効であった場合に、フェニトインの大量療法を行うよりも副作用が少ないという点において、てんかん治療のパラダイム・シフトを起こすきっかけとなったことはまちがいない。精神科医が成人のてんかん治療の主軸を担っていた時代の支配的なルールであったシュミットの論文には、適正な単剤を最低二種類、最大限に使用して奏効しなかった場合に多剤併用を考えると明確に書かれているが[6]、現在、大多数のてんかん専門医は、最初の単剤が奏効しなかった場合、次の単剤療法へとスイッチする代わりに異なった作用機序の薬剤を組み合わせる傾向にある。代表的な多剤併用療法としては、ナトリウムチャンネルブロッカー＋レベチラセタム（あるいはゾニサミド、トピラマート）、ラモトリギン＋バルプロ酸などがある。

抗精神病薬と抗てんかん薬

なぜ抗精神病薬では最初の投薬がうまく奏効しなかった場合でも引き続き単剤療法が推奨され、こ

れに対して抗てんかん薬では現在は合理的多剤併用療法が推奨されるのか。最初の十分量の抗精神病薬が奏効しなかった場合、統合失調症においてはクロザピンといった重篤な副作用のある薬剤の使用が考慮されるのに対して、抗てんかん薬は、現在ではすでに論じたように、むしろ一般的には二剤目は追加 add-on のかたちで用いられることが圧倒的に多い。その理論的根拠として考えられるのは、抗精神病薬の作用が基本的にはドパミン受容体という一つの作用点を中心に薬効を発揮するのに対して、抗てんかん薬は、現在の主立ったものだけ挙げても、ナトリウムチャンネル、低電位依存型カルシウムチャンネル、高電位依存型カルシウムチャンネル、塩素チャンネルなどに作用し、カルシウムチャンネルに対してはさらにＮＭＤＡ受容体が、塩素チャンネルに対してはＧＡＢＡ受容体が関与している。[3] 新薬としてはカリウムチャンネルに関与するものも開発中であり、抗精神病薬の作用点と比べると、はるかに広範で多彩な作用点であるといえる。

こうした背景から当然予測されるのは、抗精神病薬の多剤併用において効能は相加的であるが、抗てんかん薬においてはその効能は相補的である可能性が十分考えられるということである。副作用に関しても、抗精神病薬における錐体外路症状は基本的には多剤併用の際に相加的に出現するが、抗てんかん薬の場合には必ずしもそうではない。抗てんかん薬の場合でも、フェニトイン、ラモトリギン、カルバマゼピンなどのように、ナトリウムチャンネル遮断の作用が共通している薬剤においては、小脳失調などの副作用はやはり相加的に出現することを考えれば、作用点の異なる薬剤を組み合わせることが合理的多剤併用の余地が生ずる理由となっていると推測できる。

このことから当然帰結する結果は、抗精神病薬においては新たな薬剤を追加する場合、最終的には追加 add-on ではなく変更 switch が目指されるのに対して、抗てんかん薬においては最初の薬剤が奏効しなかった場合、「変更」ではなく当面は「追加」を考慮する理由があるということである。

なお、多剤併用においていったん発作が終結した場合、どのようにして単剤化を目指すかという方法論は、決まったプロトコールがないのが現状である。さらに現在、いったん発作が一度でも再来すれば二年間は運転免許を行使できないという法的制約があることを考えれば、発作が抑制されている場合に単剤化を目指そうとするならば、患者・家族との慎重のうえにも慎重な共有意思決定 shared decision making が必要とされるのはいうまでもない。

エビデンス構築のバイアスを考える

抗てんかん薬の使用において、エビデンスの構築とその利用は死活的な重要さを持つ。メタ解析のデータの信頼性を考える場合、結果判定の基準の妥当性が自明であることはきわめて重要である。たとえば、コクラン解析のロゴのシンボルにもなっている「新生児のＲＤＳ（呼吸窮迫症候群）に対してステロイドの投与がその死亡率を減少させるか」というクリニカルクエスチョンにおいて、判定結果の基準は「生死」というこれ以上望むべくもない明瞭な出口 outcome である。うつ病における結果判定で多く用いられる基準、すなわち評価尺度による五〇％反応性は、それに比べればはるかに曖昧な基準であり、そのぶんエビデンスとしての信頼性は確実に落ちるだろうという主張を筆者は以前、別稿にて行ったことがあった(2)。てんかんにおける効果判定基準はてんかん発作の有無であり、生死ほどではないが、その結果はうつ病の評価尺度よりもはるかに高いことは明らかである。しかし、それでもエビデンス構築は必然的に経済的布置によって大きなバイアスを受けることは念頭に置いておく必要がある。

てんかん治療の大枠を再度概観してみよう。適切な薬剤を用いれば、五〜六割の人たちは最初の薬剤で発作の収束を得る。焦点性てんかんであれば、カルバマゼピン、フェニトイン、レベチラセタム、トピラマート、ラモトリギン、フェノバルビタールのいずれを使っても成績はそれほど変わらない。この五〜六割の人にどのような薬剤を用いるかについては、現在は副作用のプロフィールから、たとえばレベチラセタムやラモトリギンが推奨される傾向にある。しかし、たとえばフェニトイン一〇μg／mL以下で発作が抑制される人たちを、おそらく二〇世紀にてんかん臨床をしてきた精神科医の多くは実際に体験してきたのではないか。そして、この程度の低い濃度のフェニトインがどの程度の長期投与でどの程度の脱落率を示すのかの臨床的な研究は行われていない。つまり、比較的少量のフェノバルビタールやフェニトインで発作が抑制される場合に患者に及ぼす影響についてのRCT（ランダム化比較試験）は行われておらず、誰もそこから大きな経済的利益を期待できないことを考えるならば、今後も大規模にRCTが行われることは予想しにくい。

RCTに莫大な費用がかかることを考えるならば、経済的な利益の発生しないところに大規模なRCTは行われにくいと予想される。国家の予算でこうした研究が行われることも当然ありうるが、経済的負担を考えればきわめて少数の限定されたクリニカルクエスチョンに絞ってのこととなるであろうし、前記のような細かく地味なクエスチョンにそうした予算が回ってくるとは想像しにくい。大摑みにいうならば、資本主義社会において経済的利得のないところでエビデンス蓄積は起こらない。われわれはエビデンスにそれでも頼るべきであるが、その際にこうしたエビデンスが必然的に持つ経済的バイアスを強く意識しておくべきであろうと思われる。

時代が変わるとはどういうことか

最初のエピソードに戻ろう。エミリオ・ペルッカとの最初の会食とその前の彼の合理的多剤併用のレクチュアは、じつはその当時、筆者自身の投薬行動になんらの影響ももたらさなかった。当時はまだ、ラモトリギンとレベチラセタムは本邦では上市されておらず、自身の実感としては、エミリオの話はそれほど重要とは思えなかったからである。その当時の自身の処方行動は意識のうえではシュミットの単剤スイッチの原則に支配されていた。しかし、当時すでに、現実の処方行動としてはカルバマゼピンの単剤療法で六〇〇mgまで増量して発作が止まらない焦点性てんかんに対して、クロバザムの追加やゾニサミドの追加をフェニトインへのスイッチの前に行うことが少なからずあった。フェニトインの長期連用による副作用への懸念や、カルバマゼピンが奏効するのは多くの場合せいぜい八〇〇mgが上限でそれ以上増量しても新たに発作が止まる確率は低いといった印象が、自然とこうした処方行動へと多くの専門医を導いていたように思う。

多くの症例を単に経験するだけでなく、立ち止まって観察しながら経験することで、新しい治療パラダイムへの準備はおのずから形成されていく。実際に治療パラダイムが明示的に変化するまでには多くの場合、それ以前の段階で個々の症例に即して治療パラダイムは変化しつつあるのであり、それが明文化して示されることで「ああ、やはりそうか」と一定以上の専門医が納得するときに、大きな治療戦略のパラダイム・シフトが起こるのだろうと思われる。しかし、新たな治療パラダイムは必ずしも一方向的な進歩であるとはかぎらず、経済原則を含めたさまざまな時代的流れにおける制約のなかでの世界の一つの見え方なのだという相対的視点は失わずに持っておくべきだろうと思われる。

〔文献〕

（1）岩佐博人、土嶺章子、兼子直「抗てんかん薬の開発動向と問題点」『臨床精神医学』三三巻三号、二八九―二九五頁、二〇〇四年
（2）兼本浩祐「症例報告と meta-analysis ―臨床問題解決のためのヒエラルキーは一つだけか？―」『精神科治療学』二五巻一号、三一―三八頁、二〇一〇年
（3）兼本浩祐『てんかん学ハンドブック〔第三版〕』医学書院、二〇一二年
（4）Kwan, P. and Brodie, M. J.: Phenobarbital for the treatment of epilepsy in the 21st century: a critical review. *Epilepsia,* 45(9): 1141-1149, 2004.
（5）Lennox, W. G.: Gains against epilepsy. Clinical lecture at Atlantic city session. *JAMA,* 120(6): 449-453, 1942.
（6）Schmidt, D. and Gram, L.: Monotherapy versus polytherapy in epilepsy. *CNS Drugs,* 3(3): 194-208, 1995.

6 妊娠・出産と抗てんかん薬

はじめに

妊娠と出産は、心因性非てんかん性発作などと同様のてんかん診療における応用問題の一つである。単純には、特定の薬剤にどの程度の催奇性があり、薬剤の乳汁への移行率がどの程度あるかといった知識だけで問題に対処するには十分ではないかという発想が生じるのは当然であるが、二つの要因が統合失調症や双極性障害の場合の薬物療法と比べて、てんかんの場合の投薬戦略をより複雑にしている。その一つは、てんかんは複数の異なった疾患の集合体であって、統合失調症や双極性障害と比べて明らかに至適な投薬の相違の幅が大きいという点である。したがって、なかには妊娠のあいだ投薬を止めることができる場合もあれば、他の女性ではやむをえず相対的に催奇性の高い薬剤を工夫を凝らして投薬せざるをえない場合もあり、症例に応じてオーダー・メイドの対応を要する。その二つめは、妊娠・出産ということを考えた場合、たとえば精神病や躁やうつが再燃することと比べて、発作の種類によっては若干の再燃であれば許容できる場合もあり、より選択肢の幅が広いという点もあげることができる。このため、てんかんにおける妊娠・出産への対応には、まずは徹底した病態の把握が必須のことがらとなる。

出産可能な年齢のてんかんを持つ女性の一〇〇人に二人が毎年妊娠し出産を経験するとされ、てんかんを持つ女性にかかわる医療スタッフにとって無視できない問題であることはまちがいない[10]。

日本てんかん学会から、「てんかんを持つ妊娠可能年齢の女性に対する治療ガイドライン」（兼子直ら）が公表されているので、参照されたい（http://square.umin.ac.jp/jes/pdf/pregnancyGL.pdf）。

表1　てんかんを持つ人の妊娠時の投薬の原則

- 無投薬にできない状態であることを確認する
- 投薬が必要な場合は可能なかぎり単剤にする
- 積極的な理由がなければバルプロ酸の投薬を避ける
- 葉酸を事前に投薬する
- 授乳は原則としては可

妊娠時の抗てんかん薬投与の原則

表1に、妊娠時における一般的な注意事項と大枠での投薬の原則を列挙した。これ以外に、shared decision making（共有意思決定）がきわめて重要であり、治療の前提となる枠組みづくりが投薬における技術的な知識と同等の重要性を持つ

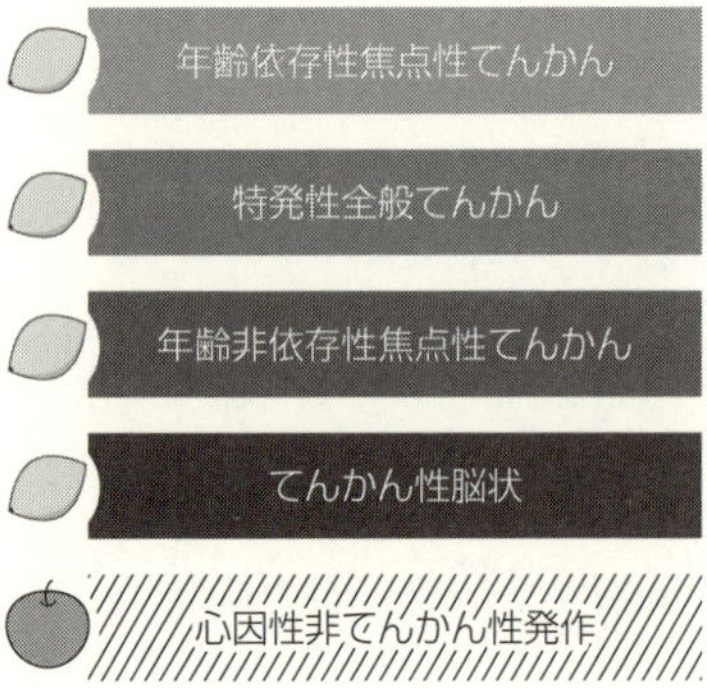

図1　てんかん大分類

と考える必要がある。Shared decision making のためのセッションは、基本的には父親になる予定の男性も参加してもらい、希望があれば両親など広く子育てに関与する人も参加することが望ましい。確実なリスクや現状についての情報提供と、患者・家族の妊娠に関する不安を軽減することは、一見矛盾するようであるが、多くの場合、わかっていることを明確に伝えることで、対処のしようのない未知のことがらへの不安を、対処可能な等身大の不安に変えることが可能である。

妊娠に関連するてんかん学的事項 •

てんかんおよびてんかんに関連する病態は、大きく分けると図1に提示したように五つに分けられる。妊娠可能な成人女性を対象とするかぎり、年齢依存性焦点性てんかんは思春期までにそのほぼ全例が治癒していることから考察の対象とはならず、てんかん性脳症は一般的に知的障害を併発するため、多くは結婚に至らないことが多い。したがって、症例数が多く、妊娠・出産の対象となるのは、特発性全般てんかんのグループと年齢非依存性焦点性てんかんのグループということになる。さらに、忘れてはならないのは、心因性非てんかん性発作を代表とするいわゆるepilepsy mimics（非てんかん性てんかん類似症状）の場合である。それまでてんかんとして治療されてきた人の約一〇～一五％に心因性非てんかん性発作および失神発作があり、この場合、当然、抗てんかん薬は中止可能であるからである。

特発性全般てんかん

症候群としては、若年ミオクロニーてんかんと小児欠神てんかんが対象となるが、欠神発作（意識が数秒から十数秒失われる発作）あるいはミオクロニー発作（両上肢がピクっとする）のみしか当初から出現していない場合、投薬を継続するかどうかを患者・家族とともに考える必要が出てくる。こうした発作のみであれば、妊娠そのものに対して影響はほとんどないと考えられ、相対的に薬剤の催奇性の問題の比重が重くなるからである。ただし断薬する場合、最低一～二ヵ月の経過観察期間は必要であろう。

大発作が並存する場合、大発作の既往がある若年ミオクロニーてんかんでは多くの場合、投薬が必要となることが多い。この場合、バルプロ酸を投薬する場合は、七〇μg／mL以下に保つ（可能であれば四〇μg／mL以下にできればさらによい）[6][24]。かつては、フェノバルビタールに投薬を変更し二〇～二五μg／mL程度に血中濃度をもっていくという方法がとられていたが、諸外国ではラモトリギンが盛んに用いられている[1][2]。しかし、バルプロ酸の低用量とラモトリギンのいずれが優れているかに関する結論は出ていない[12][22]。レベチラセタムは、現在ラモトリギンと並んで強く推奨される薬剤となっ

表2　特発性全般てんかんの妊娠時の抗てんかん薬候補例

	利点	問題点	注意点
無投薬	催奇性は考えなくてよい	大発作出現のリスクあり	
バルプロ酸	それまでの薬剤を継続できる有効性が高い	二分脊椎のリスクあり 出生後発達に問題が生ずる可能性あり	血中濃度を60μg/mL以下に（可能であれば40μg/mL以下に）
フェノバルビタール	適応外処方でない 大発作は抑制できる可能性あり	眠気など副作用多く、中止する場合にときに離脱症状 下記2剤より催奇性が高い可能性あり	漸増する必要あり
ラモトリギン	忍容性に優れている	投与後3ヵ月以内は重篤な薬疹が出現する場合あり	非常にゆっくり漸増する必要あり
レベチラセタム	強力な抗てんかん作用がある	全般てんかんでは適応外処方* 経験が少ない*	

*本論文を執筆した2012年当時は、レベチラセタムは全般てんかんでの適応がなく、かつエビデンスの蓄積も十分でなかったが、2017年現在は、全般てんかんでの適応もあり、エビデンスも十分に蓄積されている。

ている。[16] 表2にそれぞれの得失をあげた。

年齢非依存性焦点性てんかん（II 症候性部分てんかん、症候性局在関連てんかん）

　てんかん発作が抑制されている場合でも、発作が抑制されて二年以内であれば、投薬を中止すれば六割近い再発率があることを考慮する必要がある。[19] 発作が二年以上抑制されている場合、家族・本人が強く投薬中止を希望する場合には、投薬中止後一ヵ月目に脳波をとり、てんかん波が悪化していないかどうかのチェックを行い、明らかに悪化が認められれば服薬の再開を勧める。特発性全般てんかんと比べると、投薬中止後、発作が再燃した場合、二つの大きなリスクがある。一つは、放置するとてんかん発作の重積状態を引き起こす可能性があることと、確率は低いが投薬を再開しても発作が抑制できない可能性があることである[17]。投薬中止後、意識消失を伴う焦点性発作ないしはけいれんを伴う焦点性発作が再燃した場合には、可及的速やかに十分な血中濃度まで抗てんかん薬を戻せる態勢を整えておく必要がある。

年齢非依存性焦点性てんかんで投薬が必要な場合には、単剤投与であればカルバマゼピンが本邦では第一選択薬となる。可能であれば一日四〇〇ｍｇ程度の低用量が望ましい。カルバマゼピンは必ずしも増量すればするほど有効であるわけではなく、とくに意識消失を伴う焦点性発作が止まっていない場合、けいれんを伴う焦点性発作および発作重積状態を防げる程度の必要最小限の投薬で、ある程度の数の意識消失を伴う焦点性発作は許容するという考え方もありうる。年齢非依存性焦点性てんかんにおいても、妊娠の際、特発性全般てんかんと同様にラモトリギンおよびレベチラセタムは妊娠の際に候補となる薬剤である。表3にそれぞれの得失をあげた。

心因性非てんかん性発作・その他

妊娠のための相談で来院されて、てんかんではなかったことが判明する場合がある。てんかんとそれまで診断されていても、完全にそれを鵜呑みにしててんかんを前提にそれ以降の対策を立てると、大きなまちがいが生ずることもある。てんかん発作の病歴があいまいな場合には専門医の受診を勧めるなど、セカンド・オピニオンを聞いておく必要があろう。

表3　年齢非依存性焦点性てんかんの妊娠時の抗てんかん薬候補例

	利点	問題点
無投薬	催奇性は考えなくてよい	大発作および発作重積状態出現のリスクあり
カルバマゼピン	それまでの薬剤を継続できる 強力な抗てんかん作用がある	わずかに二分脊椎のリスクあり 投与後3ヵ月以内は重篤な薬疹が出現する場合あり
ラモトリギン	忍容性に優れている	投与後3ヵ月以内は重篤な薬疹が出現する場合あり
レベチラセタム	強力な抗てんかん作用がある	全般てんかんでは適応外処方　経験が少ない*

＊表2の注に同じ。

失神発作もてんかんと誤診される頻度の高い病態である。心因性非てんかん性発作と異なり、長年服薬が継続されていることは相対的に少ないが、病院・医院に通って投薬を受け、コンプライアンスが悪く、血中濃度をはかるとほとんど服薬していないようだが、たまたま失神発作が再燃すると驚いて服薬を再開するといったパターンで長期間投薬を受けている症例が散見される。妊娠・出産に対する不安が高いため、確定診断が必要とされるケースである。

図2はてんかんと誤診されやすい病態の自験例をグラフにしたものであるが、妊娠と関連して主に問題となるのは、心因性非てんかん性発作と失神発作の一部である。

各抗てんかん薬と催奇性

表4に示したように、現在各国で大規模な前向視的研究が行われているが、各調査によって結果には若干のばらつきがある。一般の奇形の発生率は一〜二％とされるのに対して、

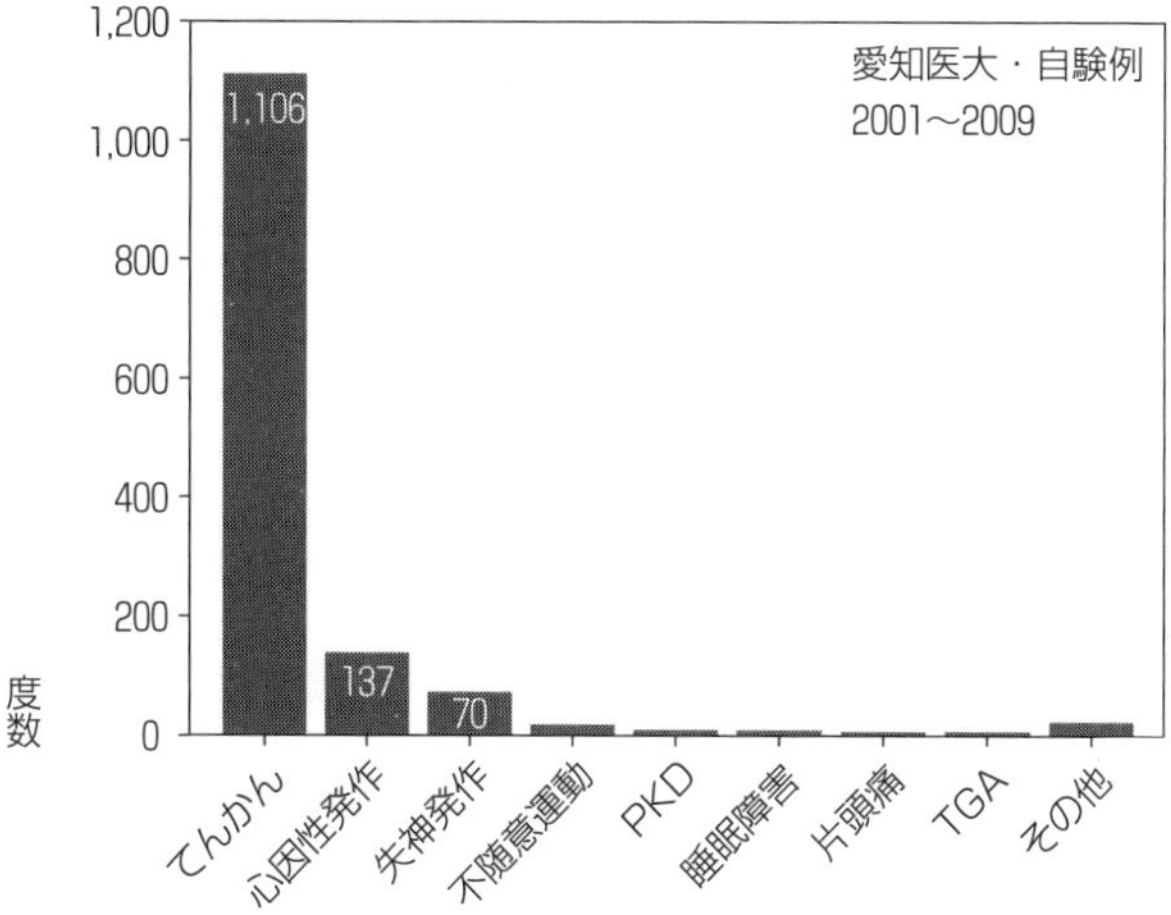

図2　てんかんを主訴として来院した患者の非てんかん性疾患

表4　抗てんかん薬催奇性大規模前方視的研究

・北米	North America AED pregnancy registry
・ヨーロッパ	European pregnancy registry
・イギリス	UK Epilepsy and pregnancy register
・インド	Indian pregnancy registry
・オーストラリア	Australian pregnancy registry
・製薬会社	Drug company registry
・スウェーデン	Swedish registry study
・フィンランド	Finish national drug prescription registry

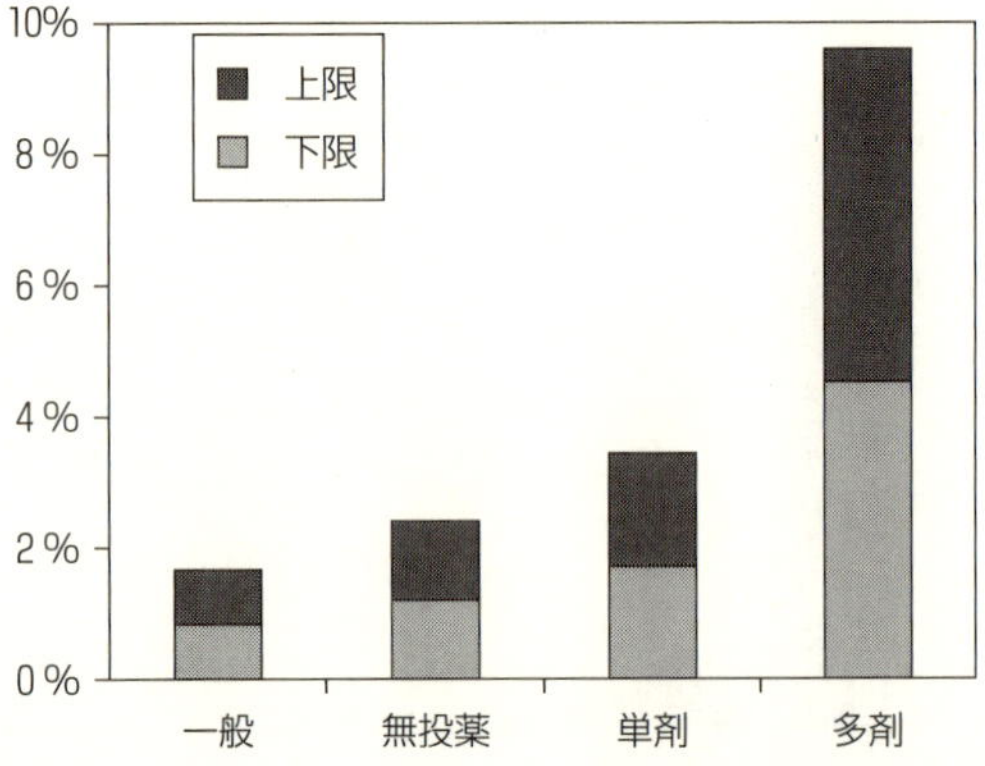

図3　抗てんかん薬による催奇性の発生率鳥瞰図（文献3、13）

抗てんかん薬の単剤投与では二～四％、多剤併用の場合は五～一〇％とされるが[3]、他方でてんかんを持つ人で無投薬で妊娠・出産した場合の奇形の発生率は三％内外とする報告が多く[13]、確実に確認されたわけではないが、用量・薬剤によっては奇形の発生率が上昇しない可能性もある（図3）。ラモトリギンとレベチラセタムの催奇性は比較的低いとする報告が多い。ただし、たとえばラモトリギンの二〇〇mg以下の投与では、一般の奇形の発生率とまったく差がないが、四〇〇mg以上投薬した場合には、カルバマゼピンを投薬した場合よりも催奇性が高いという報告もある。一方、レベチラセタムに関しては、当初は登録数が少なくデータへの信頼性が低かったが[13]、現在、急速にエビデンスが蓄積されている。

バルプロ酸については、特別に触れておく必要がある。二分脊椎を含む神経管閉鎖障害と、胎生期にバルプロ酸に曝露された児童の三歳時の発達に遅れがみられることが有名であり、バルプロ酸を妊娠中に投薬することへのためらいの根拠となっている。図4に提示したように、バルプロ

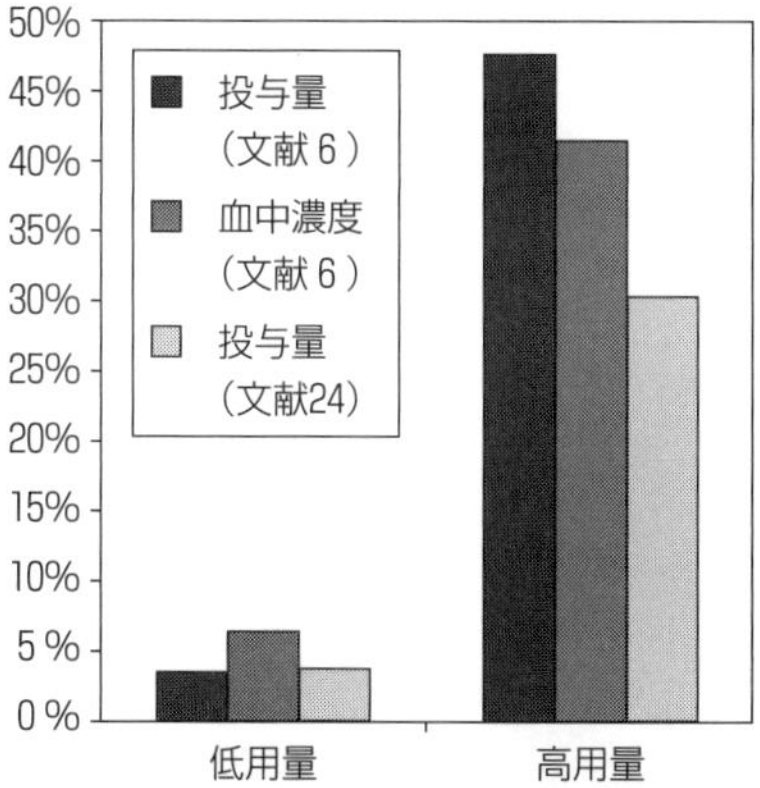

Kondo ら（文献 6）では、投与量は1,000㎎未満と以上、血中濃度は70μg/mL 未満と以上、Vajda ら（文献24）では、投与量は1,100㎎未満と以上で設定

図 4　バルプロ酸の投与量と催奇性

酸による催奇性はきわめて用量依存的であり、比較的低い用量であれば催奇性は他の抗てんかん薬とほとんど変わらない。一〇〇〇〜一一〇〇ｍｇあるいは七〇μｍｇ／ｍＬ以下という線引きであれば十分臨床的に使用可能な投与量であり[6,24]、必要なケースでバルプロ酸を単剤投与することには検討の価値が十分あることを示唆している。出生後の発育過程における認知機能への影響に関しても[8,9]、同様の明確な用量依存性が認められ、一〇〇〇ｍｇ以下と一〇〇〇ｍｇを超える場合で線引きがなされている。ＩＱへの影響については、カルバマゼピン、ラモトリギン、フェニトインが用量を増加しても影響を与えていないことを考えると、バルプロ酸の特異的な現象と考えることができるであろう。

表5　抗てんかん薬の乳汁移行率

比較的低い薬剤	バルプロ酸（1割以下） フェニトイン（2割）
中間的薬剤	カルバマゼピン（4割） ラモトリギン（4割）* フェノバルビタール（5割） ゾニサミド（4～6割）
比較的高い薬剤	プリミドン（8割） トピラマート（8～9割） レベチラセタム

*ラモトリギンの乳汁移行率は、症例間のばらつきが大きいが平均約40%であり、カルバマゼピンやフェノバルビタールとほぼ同程度とされている。

（文献14、20より引用）

葉酸の事前投薬

神経管閉鎖障害の予防に、葉酸を一日量〇・四ｍｇ程度摂取することが、厚生省の平成一二（二〇〇〇）年度の通達で推奨されている。[7] バルプロ酸、カルバマゼピン、フェニトイン、フェノバルビタールをはじめ、抗てんかん薬を服用中の場合、これより多い量（一日五ｍｇ）を妊娠前から妊娠後三ヵ月まで服用するガイドラインもあるが、〇・四ｍｇで十分との意見も多い。[15] 葉酸はビタミンＢ12の欠乏症の初期症状を隠してしまうことがあり、このため事態が深刻になるまで発見を遅らせることがある。したがって、とくに一日量五ｍｇを投与する場合、ビタミンＢ12の欠損が生じやすい状況であればチェックを要する。

授乳

基本的には抗てんかん薬を服用中でも授乳は行っても

よい。とくに初乳は与え、以降は人工乳をあわせて飲ませ、乳児の様子をみながら母乳と人工乳を与える。表5に提示したように、レベチラセタムやプリミドンやトピラマートなど乳汁への移行率の高いものから、バルプロ酸などほとんど移行しないものまでまちまちであるが[14][18][20]、移行率が高いからといってそれだけで母乳を与えない理由とはならない[11]。

まとめ

現在、世界各国のこの分野の専門家の努力によって多くの知見が集積されつつあるが、いかなる抗てんかん薬どうしでも二剤以上の組み合わせでは、催奇形性が増大することが確実なエビデンスとして蓄積されつつある。ラモトリギン、レベチラセタムなどの新規の抗てんかん薬が妊娠のための有力な選択肢であることは諸家の一致するところである。

謝辞：本稿の執筆に際して、石田重信先生に多くのご示唆をいただいたことを深謝いたします。

〔文　献〕

（1）Ackers, R., Besag, F. M., Wade, A. et al.: Changing trends in antiepileptic drug prescribing in girls of child-bearing potential. *Arch. Dis. Child.*, 94(6); 443-447, 2009.
（2）Cunnington, M. C., Weil, J. G., Messenheimer, J. A. et al.: Final results from 18 years of the International

Lamotrigine Pregnancy Registry. *Neurology*, 76(21); 1817–1823, 2011.
(3) Holmes, L. B., Harvey, E. A., Coull, B. A. et al.: The teratogenicity of anticonvulsant drugs. *N. Engl. J. Med.*, 344(15); 1132–1138, 2001.
(4) Kaneko, S., Battino, D., Andermann, E. et al.: Congenital malformations due to antiepileptic drugs. *Epilepsy Res.*, 33(2–3); 145–158, 1999.
(5) Kaneko, S., Otani, K., Fukushima, Y. et al.: Teratogenicity of antiepileptic drugs: analysis of possible risk factors. *Epilepsia*, 29(4); 459–467, 1988.
(6) Kondo, T., Kaneko, S.: Teratogenicity of valproate pharmacokineticaspects. *Eur. J. Neurol.*, 2(Suppl. 4); 41–45, 1995.
(7) 厚生省児童家庭局母子保健課「神経管閉鎖障害の発症リスク低減のための妊娠可能な年齢の女性等に対する葉酸の摂取に係る適切な情報提供の推進について」児母第七二号健医地生発第七八号（平成一二年一二月二八日）
(8) McVearry, K. M., Gaillard, W. D., VanMeter, J., Meador, K. J.: A prospective study of cognitive fluency and originality in children exposed in utero to carbamazepine, lamotrigine, or valproate monotherapy. *Epilepsy Behav.*, 16(4); 609–616, 2009.
(9) Meador, K. J., Baker, G. A., Browning, N. et al.: Cognitive function at 3 years of age after fetal exposure to antiepileptic drugs. *N. Engl. J. Med.*, 360(16); 1597–1605, 2009.
(10) Meador, K. J., Pennell, P. B., Harden, C. L. et al.: Pregnancy registries in epilepsy: a consensus statement on health outcomes. *Neurology*, 71(14); 1109–1017, 2008.
(11) Meador, K. J., Penovich, P., Baker, G. A. et al.: Antiepileptic drug use in women of childbearing age. *Epilepsy Behav.*, 15(3); 339–343, 2009.

(12) Montouris, G., Abou-Khalil, B.: The first line of therapy in a girl with juvenile myoclonic epilepsy: should it be valproate or a new agent? *Epilepsia*, 50(Suppl. 8); 16–20, 2009.

(13) Morrow, J., Russell, A., Guthrie, E. et al.: Malformation risks of antiepileptic drugs in pregnancy: a prospective study from the UK Epilepsy and Pregnancy Register. *J. Neurol. Neurosurg. Psychiatry*, 77(2); 193–198, 2006.

(14) Newport, D. J., Pennell, P. B., Calamaras, M. R. et al.: Lamotrigine in breast milk and nursing infants: determination of exposure. *Pediatrics*, 122(1); 223–231, 2008.

(15) Ogawa, Y., Kaneko, S., Otani, K., Fukushima, Y.: Serum folic acid levels in epileptic mothers and their relationship to congenital malformations. *Epilepsy Res.*, 8(1); 75–78, 1991.

(16) Panayiotopoulos, C. P.: Juvenile myoclonic epilepsy. In: Panayiotopoulos, C. P., editor. *A Clinical Guide to Epileptic Syndromes and their Treatment*, 2nd ed. London: Springer; 400, 2010.

(17) Schmidt, D., Löscher, W.: Uncontrolled epilepsy following discontinuation of antiepileptic drugs in seizure-free patients: a review of current clinical experience. *Acta Neurol. Scand.*, 111(5); 291–300, 2005.

(18) Shimoyama, R., Ohkubo, T., Sugawara, K.: Monitoring of zonisamide in human breast milk and maternal plasma by solid-phase extraction HPLC method. *Biomed. Chromatogr.*, 13(5); 370–372, 1999.

(19) Specchio, L. M., Beghi, E.: Should antiepileptic drugs be withdrawn in seizure-free patients? *CNS Drugs*, 18(4); 201–212, 2004.

(20) Thomas, S. V.: Management of epilepsy and pregnancy. *J. Postgrad. Med.*, 52(1); 57–64, 2006.

(21) Tomson, T., Battino, D., Bonizzoni, E., EURAP study group. et al.: Dose-dependent risk of malformations with antiepileptic drugs: an analysis of data from the EURAP epilepsy and pregnancy registry. *Lancet Neurol.*, 10(7); 609–617, 2011.

(22) Vajda, F. J., Graham, J. E., Hitchcock, A. A. et al.: Is lamotrigine a significant human teratogen? Observations from the Australian Pregnancy Register. *Seizure*, 19(9); 558–561, 2010.

(23) Vajda, F. J., Graham, J., Roten, A. et al.: Teratogenicity of the newer antiepileptic drugs--the Australian experience. *J. Clin. Neurosci.*, 19(1); 57–59, 2012.

(24) Vajda, F. J., Hitchcock, A., Graham, J. et al.: Foetal malformations and seizure control: 52 months data of the Australian Pregnancy Registry. *Eur. J. Neurol.*, 13(6); 645–654, 2006.

7 児童・思春期とてんかん

はじめに

児童・思春期の臨床において、精神科医が知って役立つてんかんの知識とはどんなことだろうか。図1に、新生児期から思春期までに発症年齢が限定されている主要なてんかん症候群を図示した。これらのてんかん症候群の大部分は、小児神経科医によって加療されており、その多くは児童を専門とする精神科医であってもおそらくは一度も主治医となって治療することはないであろうと思われる病態群である。したがって、精神科医が児童あるいは思春期の患者を扱う場合に、どういう場面でどのようなてんかんの知識が必要とされるか意識しておかなければ、膨大で不必要な知識のリストを提供するだけの結果となるおそれがある。

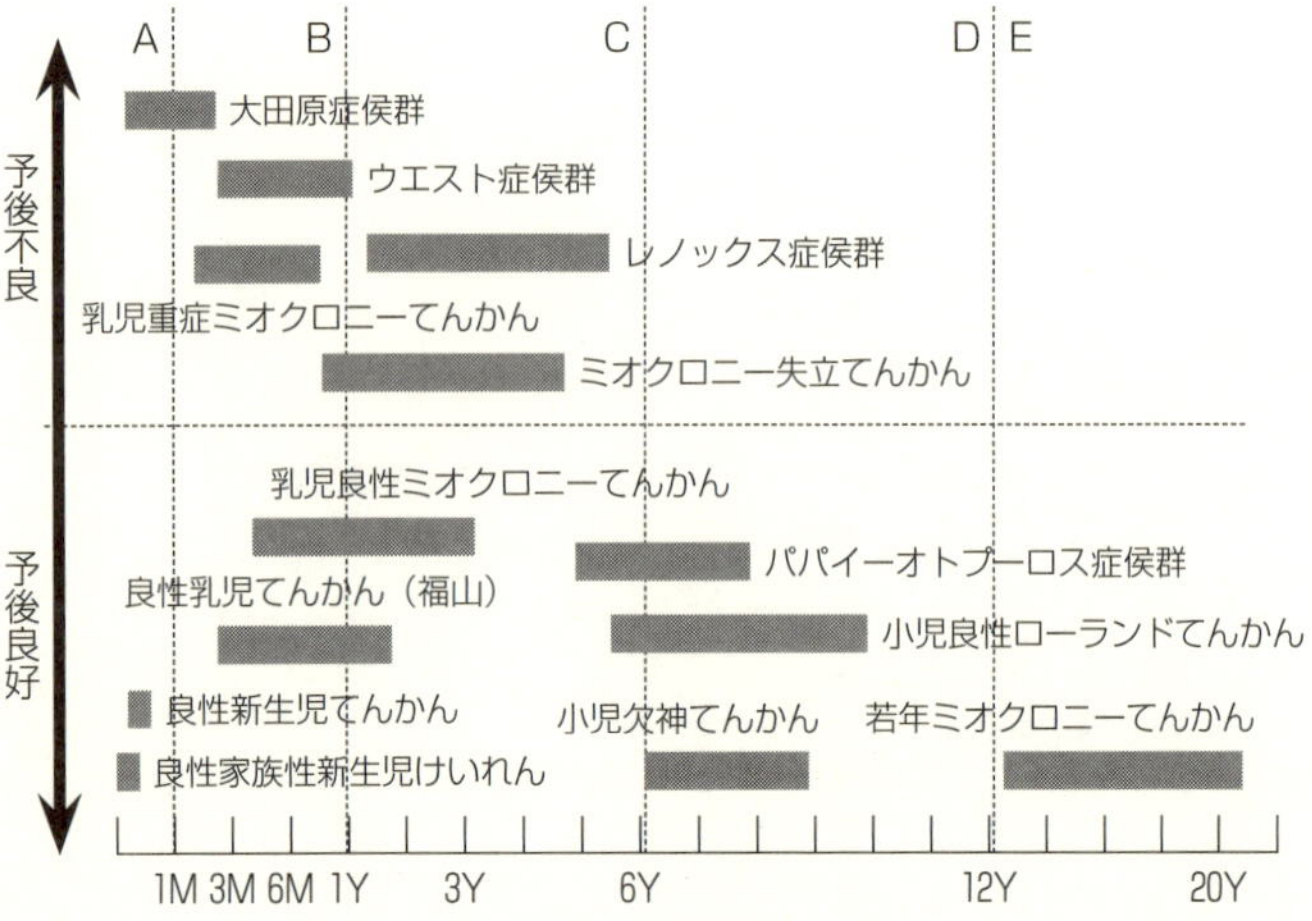

図1　各てんかん症候群の発症年齢

まずはどのような問題を持って保護者は患児を連れてくるかのシミュレーションから始めて、児童の患者を精神科医が診るときに必要とされることがらを考えてみたい。なお、より詳細は拙著(4)を参照されたい。

症例

症例は、二〇歳の男性である。顔立ちはしっかりしていて、黙って待合で座っていると発達障害の存在はわからないが、対面すると視線はほとんど合わない。「採血をしましょう」と言うと、「採血しましょう、わかりました」とおうむ返しを含みながらではあるが、指示に従うことはできる。母親の証言では、一年前に突然、「急に動作が止まり、それからからだ全体が硬直してチアノーゼが出現し、その後、数分間のもうろう状態を伴う全経過が一〇分程度の意識消失発作」がはじめて出現した。二〜三ヵ月に一度と頻度が低く、作業所に通うのに支障はないのでそのまま経過をみていたところ、半年前に間代性のけいれんを伴う大発作が出現したため、作業所近くの内科医に連れていき、バルプロ酸の投与が開始された。しかし、二ヵ月後に再び大発作が出現。その前後から、人前で自慰を行うことが観察されるようになった。このため、近くの精神科医がアドバイスを求められ、カルバマゼピンの投薬を開始したところ、発作はその後、抑制された。しかし、自慰行為は若干回数が増え、さらに全体として不機嫌さが増したため、セカンド・オピニオンを求めて来院された。つきそいの母親は、非常に不満そうに「薬を飲ませずに治す方法はありませんか」とたずね、人前での自慰や攻撃性の増大をカルバマゼピンの投薬のせいではないかと考えている。

われわれがてんかん絡みでアドバイスを求められる典型的な児童・思春期にかかわる病態においては、てんかん、発達障害、薬剤の影響という三つの中枢神経系に影響を与える因子が重畳して問題を構成していることが多い。さらに、これに両親の不安や医療に対する不信が加わっていることも少なくない。このため、初診においては、まずは家人や作業所の職員、担任の先生などと一緒に問題をていねいに整理し、絡まった糸を解きほぐして本当の主訴を確定していく共同作業から始める必要のある場合が多い。この作業はきわめて精神科的である。

前記の症例では、まずは発達障害としては自閉症の問題がある。自閉症の場合、発達障害と問題行動との関連が当然通常は念頭に置かれているが、たとえば交通事故による頭部外傷によるてんかんのケースなどでは、学校で暴れたり自傷行為に至る原因が、実際には知的能力の障害によって中学に進学してから同級生に溶け込めなくなってしまったことへの適応障害が本質的な問題であるのに、受診時にはこれが完全に心因的に解釈されたり、逆に投薬が適正となるか、てんかん発作が適正に治療されさえすれば問題行動は消失すると解釈されていることが少なくない。

本症例において、思春期になってから出現した人前での自慰行為は、薬物やてんかんの発症を介しての影響というよりも、発達障害そのものとの関連がより深いと思われる。これに対して、攻撃性の増大は、発症しているてんかんの種類が側頭葉てんかんであると推察されることから、発作を投薬によって抑制したことによる一種の交代性精神症状の側面があることも否定できない。ただし、フェニトインやゾニサミドが使用された場合と比較すれば、ここで用いられているバルプロ酸とカルバマゼピン自体がもたらす認知面への影響は限定的であると思われる。発作を抑制しようと考えるのであれば、カルバマゼピンの続行は必要であり、精神症状に対してはリスペリドンやペロスピロンなどのドーパミン遮断剤を付加することも考慮に入れなければならないであろう。家人の求めるものが何かによっては、カルバマゼピンの量を加減して適度に発作を出しておくほうが最善の処方である場合もありうることも、念頭に置いておく必要がある。

保護者の訴えを整理していくためには、てんかんを引き起こす背景となる疾患の知識、主要なてんかん症候群の理解、主要な抗てんかん薬の知識が必要となる。以下、そうした諸点を解説し、最後にてんかん発作そのものは目立たず高次大脳機能障害が主訴となる特異なてんかん症候群に触れることにしたい。

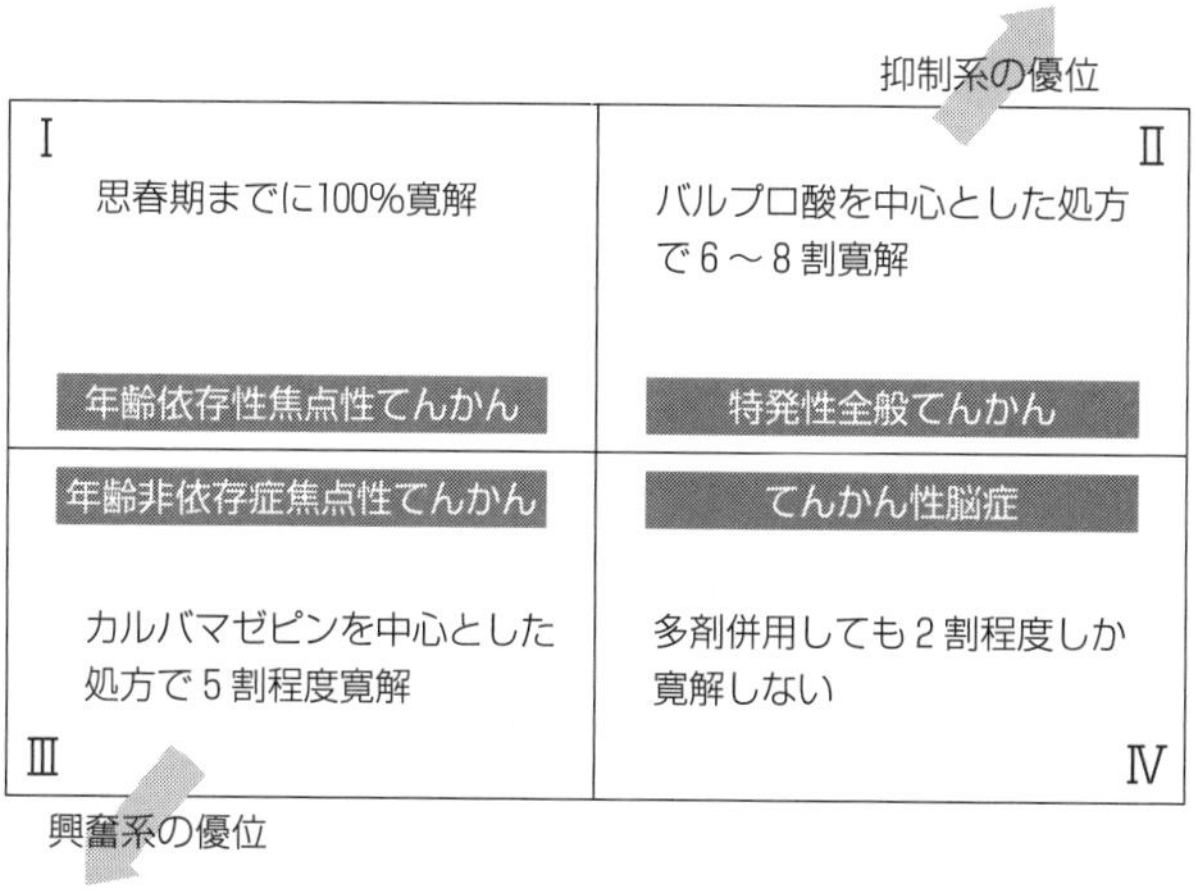

図2　てんかん4大分類とそれぞれの予後（文献3より引用）

主要なてんかん症候群

この項では、頻度の高いてんかん症候群を発症年代別に概観しておくが、年齢依存的なてんかん症候群と年齢非依存的なてんかん症候群に分けて、とくに児童・思春期の臨床におけるてんかんの理解に重要と思われるものを解説した。図2に二〇〇一年分類命名法に基づいててんかん大分類の略図を示したが（二〇〇一年分類は、この大分類命名法が一九八九年分類と比較して優れている）、特発性部分てんかん（I分類）、特発性全般てんかん（II分類）、てんかん性脳症（IV分類）の三つは基本的に年齢依存的であり、症候性（ないしはおそらく症候性）部分てんかん（III分類）のみが基本的に非年齢依存性である。このてんかんの四分類は、てんかんをさまざまな軸を基盤として全体的に俯瞰するのに適している。

年齢依存性はI→II→IV→IIIの順に弱まり、I分類では一定の期間を過ぎるとてんかん発作については治癒するのに対して、Ⅳ分類ではてんかん発作の寛解については年齢依存性は期待できない。予後を問題にした場合には、この順序はⅠ→Ⅱ→Ⅲ→Ⅳとなり、Ⅰのほぼ一〇〇％の寛解率から、Ⅳの二〇％以下の寛解率まで大幅な予後の相違を示す。もう一つの軸は、抑制系の優位と興奮系の優位の問題で、抑制系が優位な順に大分類を並べると、Ⅱ→Ⅳ→Ⅰ→Ⅲの順となる。抑制系が優位となっているてんかんでは、バルプロ酸が第一選択薬となるのに対して、その対極では、カルバマゼピン、ラモトリギン、ラコサミドなどのナトリウムチャンネル遮断剤が第一選択薬となる傾向がある。

以下、強直発作というのは、両側の（主に上肢の）筋肉が一定時間以上（数秒以上）硬直する発作で、ミオクロニー発作は、同じく両側の主に上肢がごく短い時間硬直するものである。ミオクロニー発作には、時に下肢の脱力が随伴することがある。強直発作が興奮系優位の発作であるのに対して、ミオクロニー発作は抑制系優位の発作であり、てんかん性スパスム（ウェスト症候群）の短い強直発作は、脳波所見などから強直発作と共通の性質を示している。脱力発作はミオクロニー発作に近く、その典型像は発作の開始時に短い硬直を伴っていることが多い。欠神発作と複雑部分発作はいずれも数秒から数分の意識消失を主な症状とするが、明確な前兆を伴えばまちがいなく複雑部分発作であり、また前兆を伴わなくても、自動症やからだの一部の硬直といった運動症状が目立つ場合、複雑部分発作のほうが、より可能性が高い。

年齢依存性てんかん症候群

①てんかん性スパスム（ウェスト症候群）（Ⅳ分類）

生後三～七ヵ月が発症のピークで、二歳までには消失するか、他の症候群に移行する。さまざまな原因による乳児の脳に対する負荷に対する、非特異的な、この年齢における反応という側面がある。シリーズ形成を伴う持続の短い強直発作 brief tonic seizure という発作型をとる。いわゆるヒプスアリスミアが典型的な発作間歇期脳波である。それまで正常な発達をしていた乳児が奇妙な動作を繰り返しはじめ、それと同時に発達が停滞して来院し、発見される場合もある。放置した場合にはレノックス症候群（LGS）あるいは重症のⅢ型てんかんに移行し、重篤な精神発達遅滞を伴うことになる。

②レノックス症候群（Ⅳ分類）

三～五歳が発症のピークで、一〇歳以降の発症は稀。強直発作が中核的な発作型で、ミオクロニー発作、非定型欠神発作、脱力発作などこれ以外にいくつかの全般発作が随伴する。脳波上は覚醒時には遅棘徐波が頻繁に出現し、睡眠時には棘波の群発が散見される。それまで正常な発達をしていても、てんかんの発症とともに精神発達遅滞が出現する。てんかんはきわめて難治で、寛解率はわずかに二割以下である。

③小児良性ローランドてんかん（Ⅰ分類）

小児良性ローランドてんかんは小学校入学前後に好発し、典型的には寝入りばなや早朝覚醒前の浅眠時に二次性全般化発作が出現するものである。口角の一過性の麻痺が残るような、いわゆるローランド発作の存在が聴取できた場合にはさらに典型的であるが、多くの症例では、睡眠時の大発作というかたちで病歴が聴取されることが多い。睡眠時大発作は、多くは年に数回以下の低い頻度であるが、時には集中して多数の発作が出現する場合もある。脳波上、ローランド棘波を確認することで確定診断される。思春期には、てんかん発作そのものはほぼ一〇〇％自然治癒する。

④小児欠神てんかん（Ⅱ分類）

学童期前半に好発する。女児に多い。欠神発作は頻回にあり、持続時間は数秒から数十秒で、発作のために転倒するなどの運動症状はほとんど伴わない。脳波上、三c／sの棘徐波に対応する。基本的には予後はよいが、成人になってけいれんを伴う大発作が出現するようになることがある。三分の一は思春期までに治癒し、八割近くが三〇歳までに発作消失するとされるが、数ヵ月に一度程度のきわめて低頻度の欠神発作が残存することも一定の頻度でありうるとする報告もある。精神運動発達遅滞は伴わない。

⑤若年ミオクロニーてんかん（Ⅱ分類）

典型的には思春期に発症し、覚醒時のミオクロニー発作を特徴とする。高頻度で全般性の強直間代発作（大発作）を伴うが、これも夜更かしをしたあくる日の覚醒後数時間以内に好発する。精神運動発達遅滞は伴わない。バルプロ酸によく反応し、予後は良好であるが、投薬を中止すると八割以上の再発率がある。時に進行性ミオクローヌスてんかんが類似した症状を初期段階では示すことがあり、実際にはきわめて予後の悪い進行性の変性疾患であるので鑑別を要する。精神運動発達遅滞は伴わない。

非年齢依存性てんかん症候群

①側頭葉てんかん（Ⅲ分類）

発作としては、口部自動症を伴う複雑部分発作が特徴的であるが、学童期の発症の場合には、吐き気や腹痛などの自律神経性前兆が目立つことがある。また人形の目が生きてみえるなどの独特の不安感が前兆として訴えられることもあり、比較的発症年齢の早い前兆であるだけに注意が肝要である。ただし、前兆だけでてんかんの診断を行うのは逆に過剰診断となるので、疑いにとどめ、それだけで診断をしてはならない。

②前頭葉てんかん（Ⅲ分類）

両側性の強直発作が単独の発作として出現する場合、小児科領域では前頭葉てんかんとして解釈されることがあり、成人を取り扱うてんかん専門医よりもこの概念を広く用いる傾向がある。成人の前頭葉起源の複雑部分発作は、典型的には、発作の開始時に強直ないしは開始時から激しい運動を伴うのが特徴で、持続は短く、回数は多く、発作後もうろう状態は短く、意識の減損が側頭葉てんかんと比較して軽いという特徴がある。

③新皮質起源の部分てんかん群（Ⅲ分類）
このほかに、新皮質起源のさまざまなてんかん群があるが、ここでは省略する。

てんかんと関連の深い特殊な脳疾患

遺伝子の変異を背景として、発達障害とてんかんが相互に独立に、しかし同一の背景因子から他の神経学的所見をあまり伴わずに出現する疾患群が知られている。代表的なものに、大脳異形成、遺伝性精神発達遅滞、母斑症がある。

大脳異形成グループ

滑脳症の八割以上に遺伝子異常が指摘されている。重度の発達遅滞を伴うウェスト症候群を示す例が多いが、異常の度合いが軽い場合には、Ⅲ分類のてんかんの表現形をとることもある。

X染色体に変異遺伝子座があり、脳梁欠損を特徴とするアイカルディ症候群、常染色体優性遺伝で、滑脳症が大脳後部に目立ち、独特の相貌を示すミラー・ディッカー症候群、X染色体優性遺伝で、ヘミ接合の男性は滑脳症に（この場合は滑脳症は大脳前部に目立つ）、ヘテロ接合の女性は subcortical band heterotopia（皮質下帯状異所性灰白質：SBH）を示すSBH、X染色体遺伝子の変異によって引き起こされ、側頭葉てんかんが目立つ bilateral periventricular nodular heterotopia（脳室周囲結節性異所性灰白質：BPNH）などが代表的な疾患である。

精神発達遅滞とてんかんのみを主徴とするグループ

大脳異形成など脳の形態的な変化を伴わず、発達障害とてんかんを主要な症状とする疾患群がある。脆弱性X症候群とアンジェルマン症候群を例示する。

脆弱性X症候群は、X染色体優性遺伝で、男性一五〇〇人に一人が発病し、遺伝性の精神発達遅滞のなかでは最も頻度が高い。女性一〇〇〇人に一人がキャリアで、男性が重症。二五%でてんかんが併発するが、一五歳くらいで発症し二〇歳代には消失する傾向があり、てんかんは難治ではないことが多い。低身長などの身体的特徴が伴うこともある。

アンジェルマン症候群は、刷り込みによる遺伝性疾患。Happy puppet-likeと記載される特異な外貌を呈する。いつも笑っているが、言葉がしゃべれず、人形のような動き方をする。八〜九割でてんかんを併発する。臨床発作の発現時期も形態も多様。六歳以降はてんかん発作は次第に軽症化する。

母斑症

てんかんとの関連では、結節性硬化症が最も重要である。常染色体優性遺伝。七割が二歳までにてんかんを発症し、てんかん性スパスム（ウェスト症候群）がほぼ半数。小児ではＭＲＩ所見はむしろ陰性であることが多い。てんかん発症年齢の早さと、てんかんの重症度・精神発達遅滞の重症度が比例し、発症年齢が遅い場合はⅢ分類のてんかんを呈することが多い。長楕円形の色素脱失斑が乳児期に出現し、早期発見の手がかりとなる。長ずると顔面、とくに鼻唇溝に橙黄色の丘疹が多発する。頭部ＣＴ所見では、大脳皮質や側脳室上衣下に石灰化像を呈する。

抗てんかん薬の精神機能への影響

高次認知機能への影響という観点からは、抗てんかん薬は三つのグループに分けることができる。高次認知機能への影響が最小限であるのは国内で販売されている薬剤では、バルプロ酸、ガバペンチン、ラモトリギン、レベチラセタム、ラコサミドを挙げることができる。症例によって高次認知機能への負担が異なる薬剤としては、カルバマゼピン、エクセグランを挙げることができる。高次認知機能への影響が大きい薬剤としては、フェニトイン、フェノバルビタール、トピラマートを挙げることができる。高次認知機能に影響を与えるフェニトイン、フェノバルビタールは、児童においては多動や攻撃性の原因となることがあり、とくにもともと知的な発達に遅れがみられる症例にこれらの薬剤が投与されている場合には、ベンゾジアゼピン系薬剤とともにＡＤＨＤ様の逸脱行動の原因として薬剤を疑う必要がある。

てんかん発作そのものは目立たず高次大脳機能障害が主訴となる特異なてんかん症候群

幼児期から学童期にかけて発症し、特異な学習障害や全般性の発達障害を主要な症状とするものに、ランドー・クレフナー症候群（ＬＫＳ）、徐波睡眠時持続性棘徐波症候群（ＣＳＷＳ）といったてんかん症候群があるが、これらの症候群は、強い年齢依存性を示すこと、睡眠によって脳波異常が著しく賦活されること、いったん獲得されていた認知機能が途中で退行すること、といった特徴がある。こ

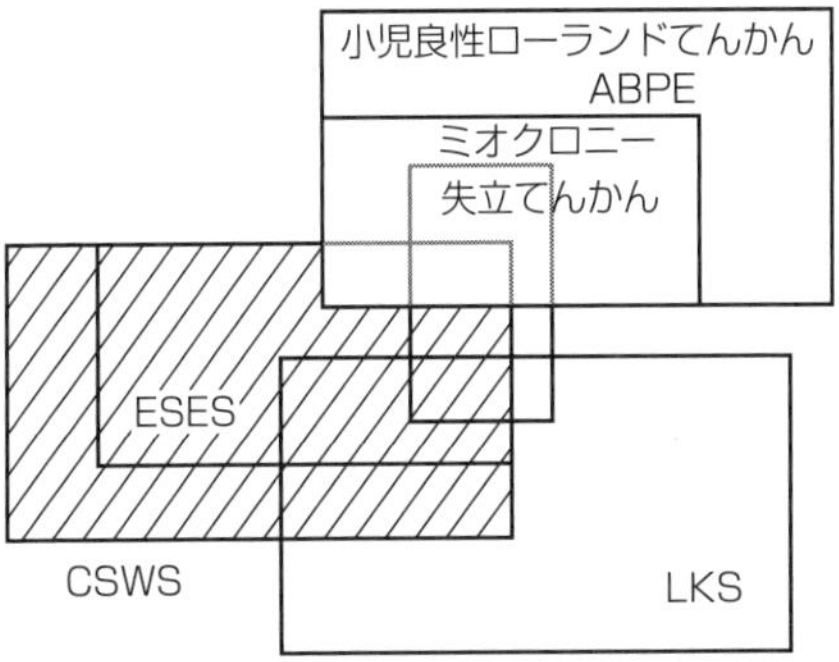

図3　CSWS およびその関連病態の相関図
（文献3より引用）

れらの病態は特発性部分てんかん（I分類）を中心として相互に密接に関連している（図3）。非定型良性部分てんかんatypical benign partial epilepsy: ABPEとミオクローー失立てんかんの説明は、専門的にすぎるので省いてある。

ランドー・クレフナー症候群（Landau-Kleffner Syndrome: LKS）

LKSは、持続性で顕著なてんかん性異常波の出現とともに聴覚失認が起こる病態であり、結果としていったん獲得された言語的コミュニケーションが急激に失われる。三～八歳で七～八割は発症し、思春期には脳波異常は消失し、六歳以降に発症した例では言語機能は回復することが多いが、四歳未満の発症例では言語機能の完全な回復は困難である。ステロイド・パルス療法やガンマ・グロブリン大量療法が奏効する場合がある。併発するてんかん発作そのものは頻度も少なく、投薬で比較的容易にコントロールされることが多い。本症候群の一部は小児自閉症との鑑別が問題となる場合がある。

徐波睡眠時持続性棘徐波症候群
(epilepsy with continuous spike-and-waves during slow-wave sleep: CSWS)

徐波睡眠の八五%以上に全般性棘徐波が出現すれば、てんかん発作が伴っていてもいなくてもＣＳＷＳ症候群と呼ぶ。てんかん発作を併発するものでは、半側間代けいれん、全般性間代けいれんなどがＣＳＷＳ出現に一〜二年先行して出現することが多く、ＥＳＥＳ症候群（epilepsy with electrical status during slow sleep）と呼ばれるが、ＣＳＷＳの出現とともに高次大脳機能は大幅に悪化することが多く、それとともにＡＤＨＤその他の逸脱行動が出現することも多い。ＣＳＷＳとＬＫＳには移行関係がある。

〔文　献〕

（1）Berkovic, S. F. (eds.): *Genetics of focal epilepsies: clinical aspects and molecular biology*. John Libbey & Company, Sydney, 1999.

（2）金澤治「小児てんかん症候群の最近の進歩」『神経内科』五八巻二号、一六二―一七一頁、二〇〇三年

（3）兼本浩祐「てんかん」上島国利監修『児童期精神障害』メジカルビュー社、四二―五〇頁、二〇〇五年

（4）兼本浩祐『てんかん学ハンドブック〔第二版〕』医学書院、二〇〇六年

（5）Meldrum, B. S.: Update on the mechanism of action of antiepileptic drugs. *Epilepsia*, 37(Suppl. 6): 4-11, 1996.

（6）Morikawa, T., Seino, M., Osawa, T. et al.: Five children with continuous spike-wave discharges during sleep. In: (eds.), Roger, J., Dravet, C., Bureau, M. et al. *Epileptic Syndromes in Infancy, Childhood and*

Adolescence, 2nd ed. John Libbey, London, 205–212, 1985.
(7) Perucca, E.: The spectrum of the new antiepileptic drugs. *Acta Neurol. Belg.*, 99(4): 231–238, 1999.
(8) Roger, J., Dravet, C., Bureau, M. et al.: *Epileptic Syndromes in Infancy, Childhood and Adolescence*, 2nd ed. John Libbey, London, 1985.

8 老年期のてんかん

はじめに

てんかんは、基本的には思春期あるいは児童期の疾患であり、老年期になってから発症する例は稀であると考えられてきた。図1、図2に自験例での統計を示したが、五〇歳以降の発症はてんかん全体の一～二％程度にすぎない。いくつかの本邦での報告も、老年期になってから発症した場合ではなく、老年期まで持ち越されてしまったてんかんを対象としていた[(1)(2)(6)]。しかしながら、全地域住民を対象とした疫学調査では、実際には七〇代、八〇代のてんかんの発症頻度は〇歳台の発症頻度とほとんどかわらないくらい高く、年齢別発症頻度はU字カーブを描くことが知られている（図2）。高齢で初発するてんかんでは、そのほぼ三分の一が脳血管障害に、五分の一がアルツハイマー病に、二〇分の

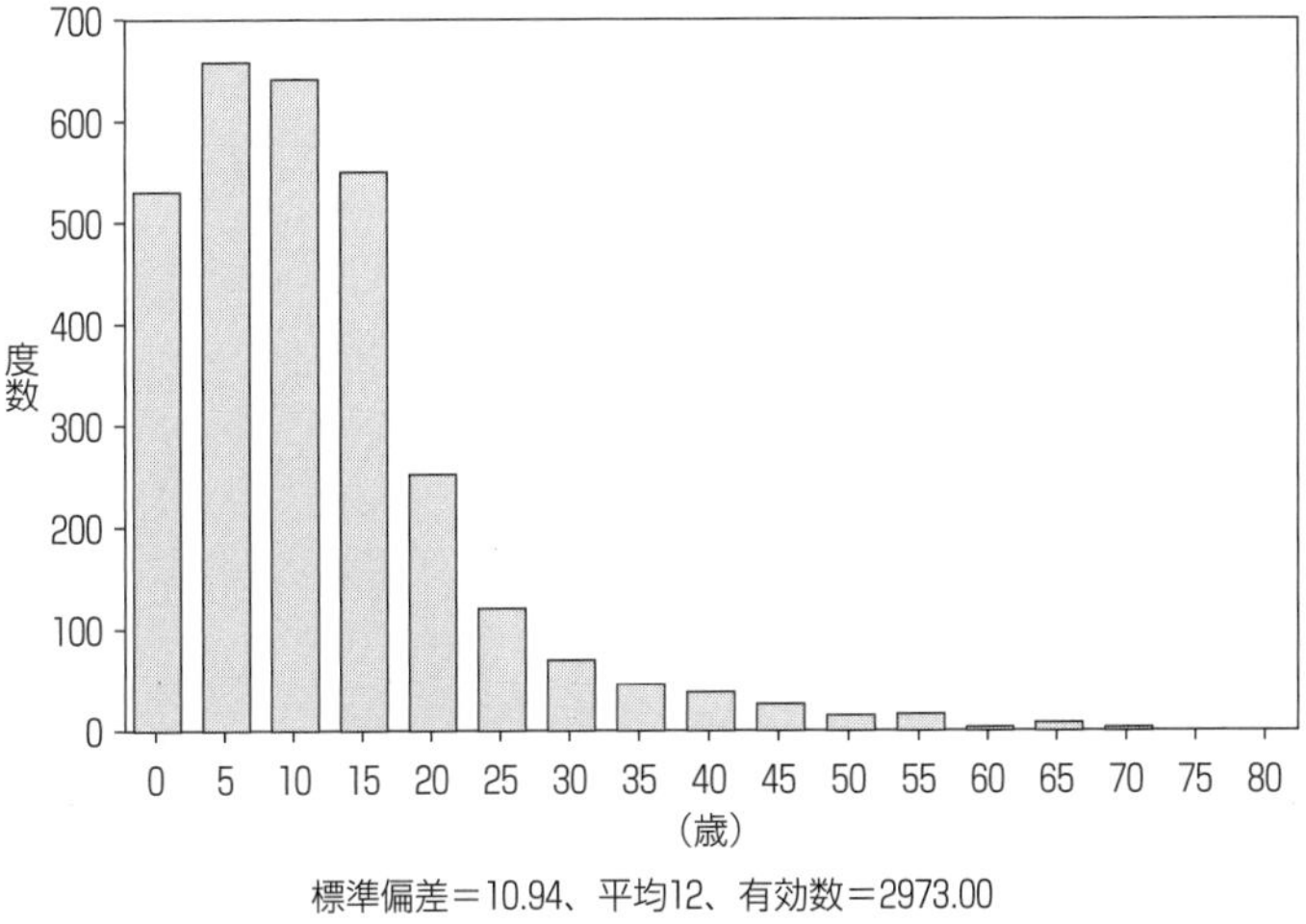

図 1　発症年齢

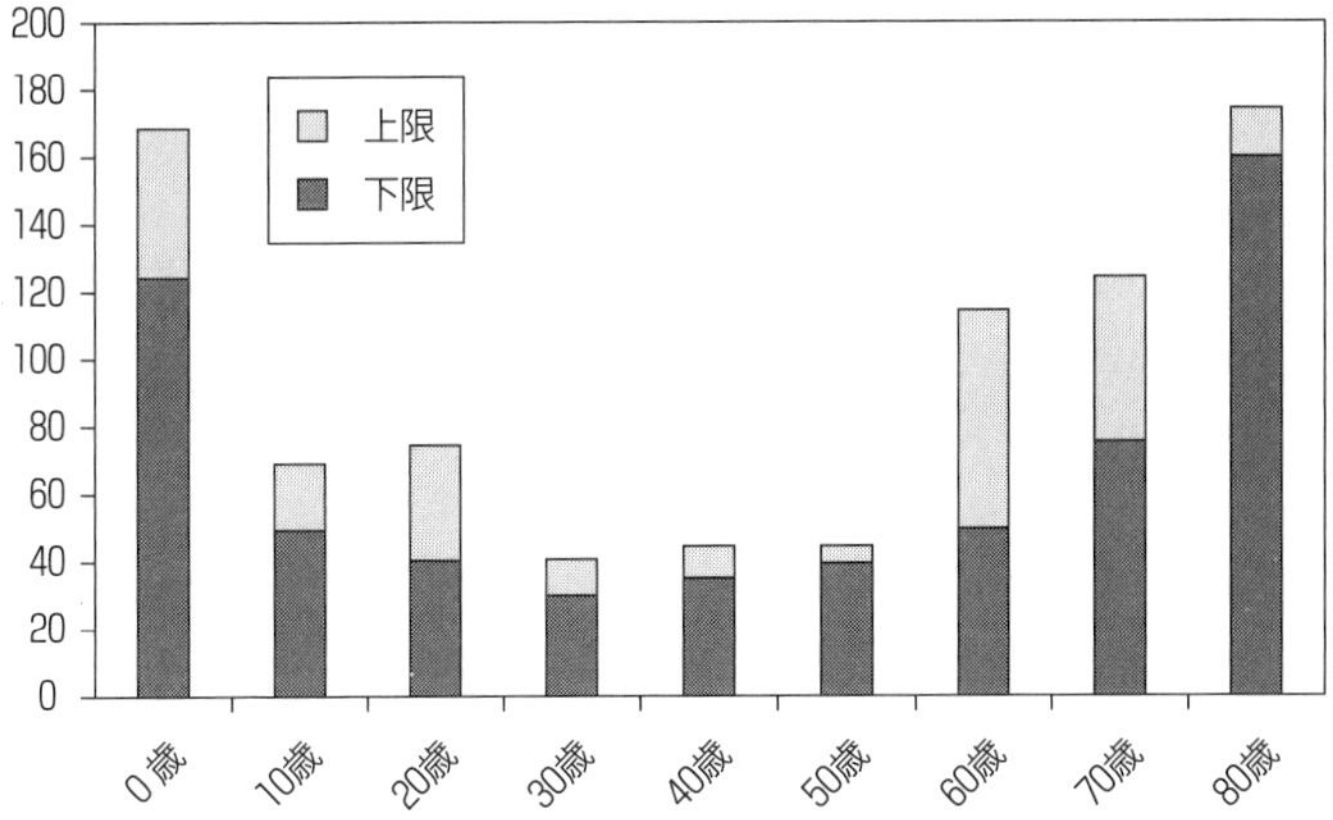

図 2　年齢別発症頻度（10万人当たり）（文献 3 より改変）

一が頭部外傷に由来しているという統計があるが、そのほぼ半数はとくに他の原因なく出現するてんかんであるとされている[10]。頭部外傷に伴うてんかんと脳血管障害に伴うてんかんの多くは、神経内科、脳外科に初診することが多く、精神科領域で問題となるのは、アルツハイマー病に伴うてんかんと、他の明確な原因なく自然発症するてんかんであると考えられる。前者はたとえば認知症専門病棟での合併症として出現してくる症状であり、その対処に苦慮することになる一方で、後者は老年期の精神科疾患のなかの鑑別診断の対象として重要である。

老年期発症のてんかんの特性

高齢で初発するてんかんは、いくつかの共通点を持っている。第一にそのほとんどが年齢非依存性焦点性てんかんであることである。頭部外傷、アルツハイマー病、脳血管障害など明確な原因を背景として出現するてんかんに関しては、ジャクソン発作あるいは二次性全般化発作が目立つが、特段の原因なく出現する発作については複雑部分発作、ないしは睡眠時大発作が目立つ。発作後には若い人と異なり、しばしば記銘力障害を中心とした高次大脳機能障害が遷延しやすく、数日から時には一週間以上ももとの機能水準に回復しないこともある。二番目には、脳波にてんかん性異常波が出現しにくいことを挙げることができる[8]。したがって、脳波異常が確認されなかったからといって、それでてんかんの可能性を除外するのは早計であり、詳細な臨床症状の聴取が必要である。第三に、治療上では、投薬の副作用が出現しやすく、とくに中枢神経を抑制する作用が強い薬剤を投薬する場合には、格段の配慮を必要とする[10]。

老年期発症のてんかんは、脳波や画像診断で明確な所見が得られず、問診のみで診断せねばならない場合が少なくないにもかかわらず、投薬による副作用の出現頻度が高いため、見切り発車で治療を開始するにも勇気が必要であり、その点で治療に独特の難しさがある。

アルツハイマー病に併発するてんかん

アルツハイマー病の診断確定後のてんかん発症率は、一〇年で約一割、一五年で約四分の一であるとされる[4][9]。てんかんの初発はほとんどの場合、発症前後数年の早期であり、六五歳以下で発症する若年型のアルツハイマー病のほうが、てんかんの併発率は高い[4][9]。

〔症例1〕七二歳、女性

初診は六九歳時。便がうまく出ないことへのこだわりを主訴として来院。しかし、次第に同居する嫁が、自分の部屋に入ってきて物を盗むことへの怒りが主訴となっていった。あまりに執拗に不平不満を言うため、関係のよかった嫁姑関係は次第に悪化し、とても同居できないという状況となって、長男夫婦が相談に来院された。その頃の記銘力はＡＶＬＴで二一程度となっており、朝ご飯に何を食べたかも答えられない状態であったが、基本的には生活は自立していた。メマンチン、抑肝散、少量の向精神病薬はいずれも物盗られ妄想には無効であった。

来院後三年目に大発作が出現。大発作が出現してから一ヵ月は、記銘力は著しく低下したが、そのかわり物盗られ妄想は完全に消失し、嫁への怒りもその間はまったく消失した。食事や入浴などは促しが必要となる状態となったが、長男夫婦はこの状態のほうがはるかによいと言っていた。しかし、さらに一ヵ月後には再び激しい物盗られ妄想が再燃し、結局、嫁に暴力をふるったため、来院後四年目に精神科に医療保護入院となった。

抗てんかん薬の投薬はしなかったが、以降、来院後八年目に亡くなるまで、てんかん発作の再来はなかった。

老年期に自然発症するてんかん

複雑部分発作後に一過性の健忘症候群が出現することはめずらしいことではなく、また単純部分発作そのものが健忘症候群のかたちをとることがありうることも以前から指摘されている[5][12]。中年期以降に初発する側頭葉てんかんにおいて、発作間歇期にも記銘力障害が残存し、時にアルツハイマー病の初期病像との鑑別診断上、問題を生ずる場合がある[11][14]。

〔症例2〕六五歳、女性[13]

家族歴・既往歴：特記すべき事項なし。

現病歴：五七歳時、睡眠中にはじめて発作に気づいたが、脳波異常も画像診断上の所見もなく、てんかんは否定され、そのまま放置された。その後、数回睡眠中に同様のエピソードがあったが、最終的には診断ができないということでそのまま放置されることになった。

しかし、六〇歳前後からもの忘れが目立つことが自覚的に気になるようになり、近くの心療内科や総合病院のもの忘れ外来を転々と受診するようになり、初老期認知症との診断のもとで加療を受けるようになった。しかし、六一歳時には、運転中、フワッとした後に意識を消失して交通事故を引き起こすというエピソードが出現したため、バルプロ酸一日六〇〇mgを継続的に服用するようになったが、自覚的なもの忘れは一向に改善せず悪化傾向にあったため、六二歳時に当科へ紹介受診となった。

当科初診時現症：明らかな失語、失行、失認、失見当識、神経学的異常所見は認められなかった。改訂長谷川式簡易知能評価スケール（HDS－R）では三〇点中二八点で、認知症症状の存在は否定的であった。健忘症状については、詳細に問診すると経過中に増減があるという印象が語られ、朝の寝起きがつらく、起きたときに頭がぼんやりしていることが月に一～二回あり、とくにその後、数週間にわたってもの忘れが悪化するという病歴が聴取された。

検査所見：発作間歇期脳波検査では、基礎律動は一〇～一一Hz、前側頭部の左右に棘波が散見される。頭部MRI検査では、特記すべき異常は認められない。一般的な生化学的検査にも特記すべき異常は認められない。

経過：以上の所見から、晩年発症の側頭葉てんかんに起因する睡眠時の発作が、浮動性の健忘症候群と関連している可能性を考え、カルバマゼピンを追加投与して発作の抑制を試みた。現在はカルバマゼピン一日三〇〇mgとバルプロ酸一日四〇〇mgを併用し、一年以上のあいだ、寝起きのぼんや

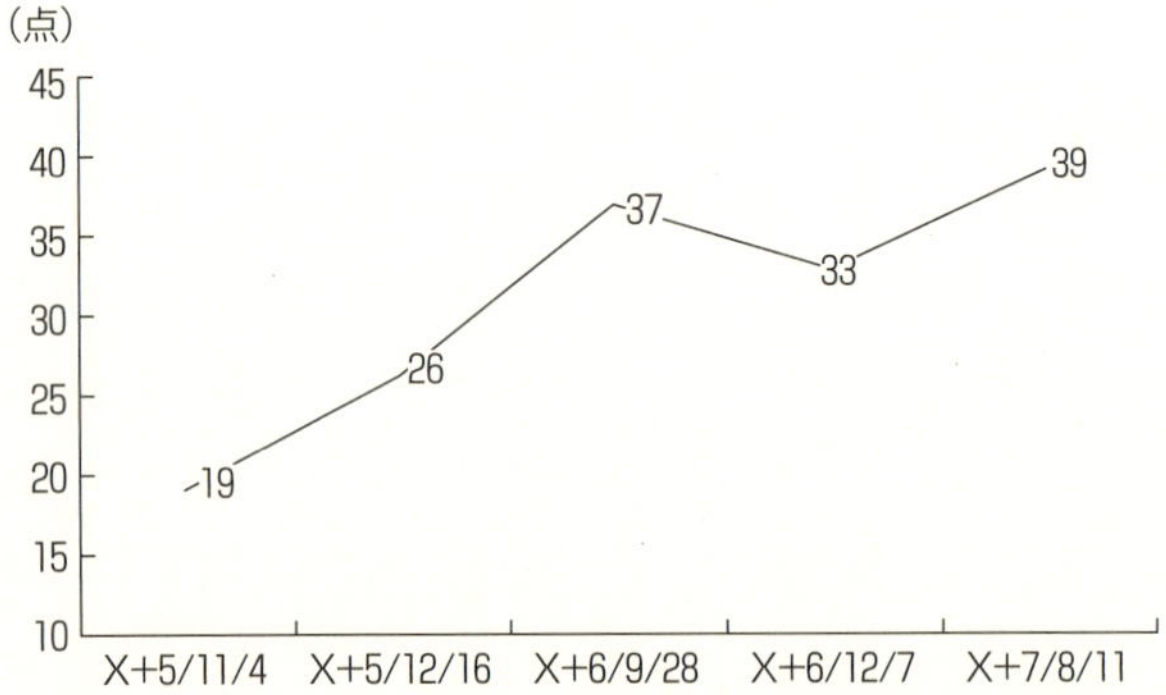

図3　TIM（total immediate recall－RAVLT Ⅰ～Ⅴの総和）
（文献13より）

り感を含め発作症状、発作様症状のいずれもみられていない。

記憶検査については、レイ聴覚性言語学習検査（Rey Auditory-Verbal Learning Test: RAVLT）およびレイ複雑図形検査（Rey-Osterrieth Complex Figure Test: R-O CFT）を行ったが、その経時的変化を図3に示してある。加療により大幅な改善が認められる。

アルツハイマー病の前段階である可能性が高いとされる軽度認知障害（mild cognitive impairment: MCI）では、四年間で約半数がアルツハイマー型認知症に移行するといわれている[13]。本症例も初診時に軽度認知障害の診断基準をほぼ満たす状態で、患者本人および家族が認知症を心配し、複数の医療機関を転々と受診していた。初期診断で認知症を疑われた高齢発症のてんかんについては、テイタム（W. O. 4th Tatum）らが epileptic pseudo-dementia（てんかん性偽認知症）として報告し、てんかんが引き起こす治療可能な記憶障害が認知症とまちがわれやすく、注意すべきであ

表1　高齢者の認知機能への抗てんかん薬の影響

フェノバルビタール>
ベンゾジアゼピン類>
フェニトイン、大量のトピラマート>
カルバマゼピン、少量のトピラマート>
ラモトリギン、ガバペンチン、レベチラセタム、ラコサミド

ると述べている[14]。また国内でも、中村靖らが、明らかなけいれんおよび意識消失発作を欠き、記憶障害あるいは異常行動を主訴として来院した症例について報告し、認知症の鑑別診断の一つとして高齢発症のてんかんの可能性を考える必要性を指摘している[11]。

老年期のてんかん治療の問題点

老年期のてんかんの薬物治療に関しては、血中薬物動態の加齢による全般的な変化をまず第一に考えておく必要がある。その主要な点としては、血中アルブミンの減少、肝・腎の機能低下を挙げることができる[7]。血中アルブミンの減少によって、有効な薬剤が増加し、薬効が増大することがあり、フェニトインやバルプロ酸ではとくに注意を要する。また、多くの抗てんかん薬は、肝臓のシトクロムP四五〇系で代謝されるので、肝臓の処理速度が落ちれば血中濃度の上昇に結びつくことになる。新規の抗てんかん薬では腎代謝されるものが多く、ガバペンチンやレベチラセタムなどでは注意を要する。

高次大脳機能への鎮静作用を有する薬剤の悪影響は、高齢者では小児と同様に重大な日常生活への支障になりうる。有害な精神機能の悪化をもたらしうる順序を表1に挙げたが、フェノバルビタールが第一であり、次いでベンゾジアゼピン類を挙げることができる。フェニトインと大量のトピラマートも中枢神経系への作用は比較的大きく、バルプロ酸、カルバマゼピンも若干の影響があり、時にはわずらわしい自覚症状が出現する場合がある。ラモトリギン、ガバペンチンは中枢神経系への作用は極小であり、トピラマートも一〇〇～二〇〇ｍｇまでの少量であれば、中枢神経系の副作用は少ない。

個々の薬剤的に考えると、フェニトインは高次大脳機能への影響の大きさ、骨粗鬆症を助長し骨折を起こしやすくする可能性があること、他の内科で処方される薬剤との相互作用が多いことなどから、避けるのが望ましい。フェノバルビタール、ベンゾジアゼピンも高次大脳機能への非常に大きな負荷を考えると、必要最小限度の処方にとどめるほうがよい。

アルツハイマー病を合併しない高齢者でてんかんが初発した場合、二〇一七年九月現在のガイドラインでも、ガバペンチン、レベチラセタム、ラモトリギンが第一選択薬になっているが、その多くは年齢非依存性焦点性てんかんであり、今後、ラコサミドも選択肢となる可能性がある。

〔文　献〕

（1）足立直人、大沼悌一、加藤昌明ほか「高齢（50歳以上）てんかん患者の臨床的検討―若年発症例の後方視的研究」『脳と神経』四五巻六号、五一五―五一八頁、一九九三年
（2）濱田耕一、須江洋成、小林伸一ほか「高齢てんかん患者の臨床特性」『てんかん研究』六巻二号、一八一―一八七頁、一九八八年
（3）Hauser, W. A., Banerjee, P. N.: Incidence and prevalence. In: (eds.), Engel, J., Jr., Pedley, T.: *Epilepsy: a comprehensive textbook*, 2nd ed., Lippincott Williams & Wilkins, Philadelphia, 45-56, 2008.

(4) Hauser, W. A., Morris, M. L., Heston, L. L. et al.: Seizures and myoclonus in patients with Alzheimer's disease. *Neurology*, 36(9); 1226–1230, 1986.
(5) 井上有史、清野昌一、三原忠紘ほか「側頭葉てんかんにおける健忘発作と発作後健忘状態—2症例の健忘症状・発作時頭蓋内脳波の分析」『てんかん研究』一一巻二号、一一〇—一二〇頁、一九九三年
(6) 伊藤ますみ、中村文裕、武田洋司ほか「50歳以上のてんかん患者の現況」『精神医学』四三巻一号、三九—四三頁、二〇〇一年
(7) Krämer, G.: Epilepsy in the elderly: some clinical and pharmacotherapeutic aspects. *Epilepsia*, 42 (Suppl. 3); 55–59, 2001.
(8) 松浦雅人「脳波・筋電図の臨床—高齢者の脳波の読み方(3)　てんかん性異常波」『臨床脳波』四五巻九号、五九〇—五九五頁、二〇〇三年
(9) Mendez, M. F., Catanzarro, P., Doss, R. C. et al.: Seizures in Alzheimer's disease: clinicopathologic study. *J. Geriatr. Psychiatry Neurol.*, 7(4); 230–233, 1994.
(10) Mendez, M., Lim, G.: Seizures in elderly patients with dementia: epidemiology and management. *Drugs Aging*, 20(11); 791–803, 2003.
(11) 中村靖、好永順二、佐々木高伸ほか「初期診断において痴呆が疑われた高齢発症のてんかんの3症例」『広島医学』五二巻五号、四四三—四四八頁、一九九九年
(12) Palmini, A. L., Gloor, P., Jones-Gotman, M.: Pure amnestic seizures in temporal lobe epilepsy. *Brain*, 115(3); 749–769, 1992.
(13) 田所ゆかり、清水寿子、兼本浩祐「『もの忘れ』を主訴として来院し、初老期痴呆との鑑別診断が問題となった側頭葉てんかんの1例」『精神医学』四八巻六号、六九一—六九三頁、二〇〇六年
(14) Tatum, W. O. 4th, Ross, J., Cole, A. J.: Epileptic pseudodementia. *Neurology*, 50(5); 1472–1475, 1998.

9 脳波が読めないときにどうてんかんを診るか

はじめに

てんかんを診療する場合、脳波が読めることがその前提となっている。しかし、脳波を自分で読んだ経験がほとんどないにもかかわらず、なんらかの理由でてんかんを持つ患者・家族の相談を受けたり、診療を引き継がざるをえなくなった医師は少なくないと思われる。その場合、脳波の判読を誰かに依頼するか、あるいは紹介状に添付されている脳波の所見の判読結果をもとに診療を行うことになるであろう。

本稿では、そもそもこうして手に入れた判読結果をどのように臨床に活かせばよいのか、そして、それにはどのような落とし穴があるのかを、脳波の原本を自分では読めないことを前提として考えて

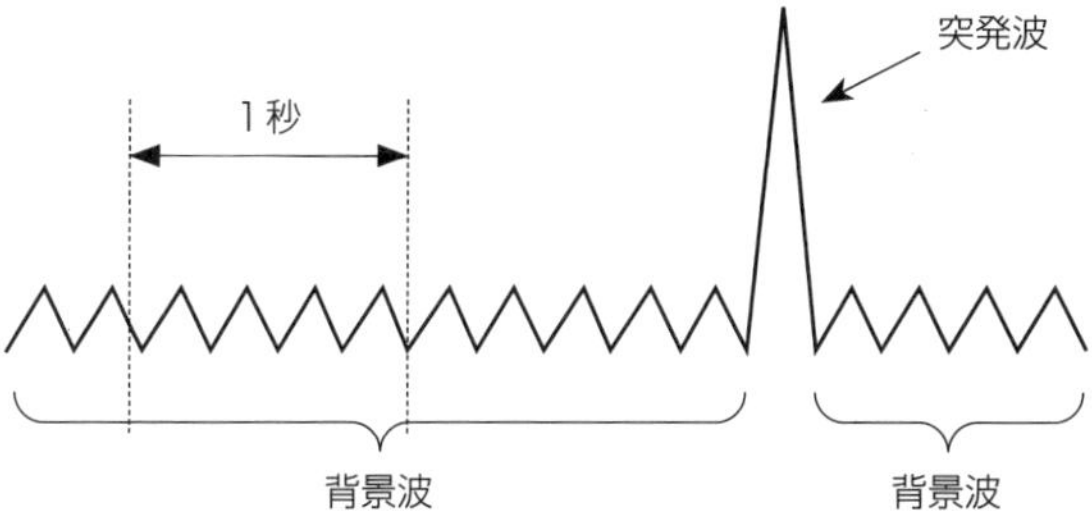

１つのチャンネルの脳波を、模式的に示している。

図１　脳波の模式図（文献２より）

みたい。また、脳波の検査をどのタイミングで何回くらいオーダーすればよいのかも、あわせて考えたい。

受け取った脳波所見から臨床データを読む

脳波から読み取るべき情報は、大きく二系統に分けて考えると整理がしやすい[2]。その一つは背景波、もう一つは突発波である。背景波というのは、図１に示したように脳波の基本的なリズムのことであり、特異性はないが脳の機能の全体的なバロメーターになる。おおよそ成人の覚醒時には一秒間に一〇～一二個の波のリズムとなることが多い。図では一秒間に四個の波しか出ていないので、「基礎律動は遅い」、あるいは「脳波は徐波化している」と表現される。アルツハイマー病やカルバマゼピン服用中の場合などに脳波は一秒に八～九個と徐波化するが、高齢者では脳波の徐波化は自然にもある程度起こる。脳波異常といっても背景波のこうした異常は、直接的にはてんかんを示唆する所見とみなすことはできない。後頭部優位かどうか、開閉眼で脳波が抑制されるかどうかなども判読用紙には書かれているが、これもてんかんとの直接の関連はない。

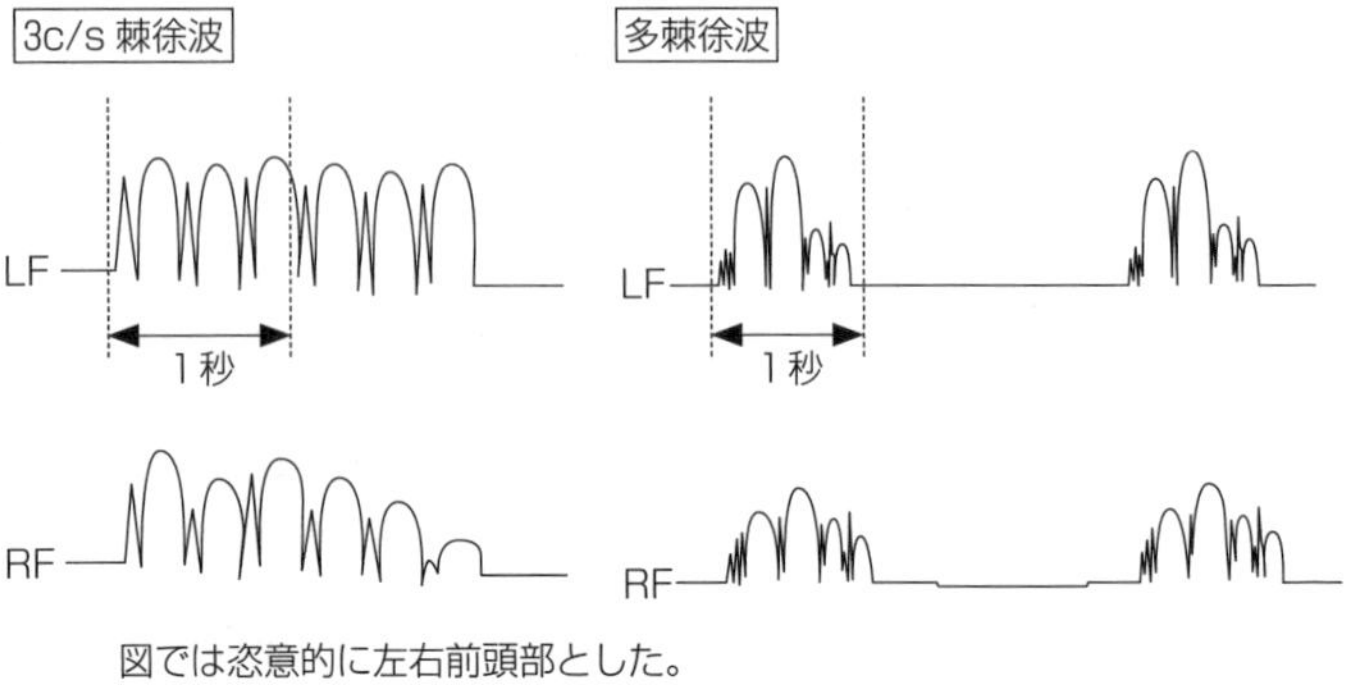

図2　全般性のてんかん性突発波（著者作成）

てんかんの診断と直接関係するのは、図1で突発波と表現してある背景波から独立して出現する波である。成人のてんかんで覚えておかなくてはならない「てんかん性の突発波」は、左右の大脳半球に同時に出現する全般波と、一側大脳半球の一部に限局して出現する焦点波に分かれる。全般波では、全般性多棘徐波、三c／s棘徐波の二種類、焦点波では、どの部位に出現するかの違いを別とすれば、焦点性棘波（鋭波、あるいは棘徐波）の一種類の合計三つを覚えておけば、とりあえず書かれてきた所見を理解するには十分である。

図2に、成人における二種類の全般性のてんかん性突発波を模式的にあげた。三c／sの棘徐波は数秒程度は続き、一秒間に三個の鋭利な棘波とサイン波様の徐波の組み合わせが特徴的で、一度見れば忘れられない規則的な外観を呈する。欠神発作が起こっている可能性を強く示唆する脳波であるが、成人での出現率はそれほど高くない。この所見を見誤ることはほとんどないので、所見に書かれていた場合、その信頼性は高い。三c／sの棘徐波は過呼吸刺激で

誘発されることがある。

多棘徐波は、ミオクロニー発作と親和性の高い所見である。図2に示したように、尖った棘波が複数個と徐波の組み合わせが一～二秒間の持続で出現し、通常は、三c／s棘徐波よりも持続時間が短く、一秒間に三c／s棘徐波よりも多い三～四個と棘徐波が含まれ、全体の印象はより不規則である。大きく全体に出る波なので、正しく名前をつけられているかどうかは別として、これを見落とす可能性は低いが、筋電図などのアーチファクトを多棘徐波と見誤る読みすぎ方向での読みまちがいはありうる。時に全般性多棘徐波は光刺激で誘発される。

局在性の棘波、鋭波、棘（鋭）徐波は、いずれも焦点性てんかんを示唆する波形であるが、誤読率は全般性てんかん波と比較して格段に高い。ただし前側頭部に限局して出現する前側頭部棘波（あるいは鋭波）は、このように書かれている場合、その信頼性は相対的には高い。したがって、脳波の判読所見が局在性の棘波、鋭波、棘（鋭）徐波であった場合には、別の判読者によるダブル・チェックが有用である。とくに脳波所見を大きな診断根拠として用いる場合は、ダブル・チェックは必須であると考えたほうがよい。局在性の棘波は、その鋭利さから見落としの可能性は低いが、前側頭部鋭波は、角度がかなり鈍で目立たない場合があり、見落としの可能性がある。逆に局在性棘波は、たとえば筋肉の興奮を示す筋電図や鋭いアルファ波などを読みまちがえる読みすぎが、相当に見受けられる。また、局在性の棘（鋭）波は、睡眠によって賦活されるので、睡眠記録がない場合には、その存在を否定はできないと考えておいたほうがよい。

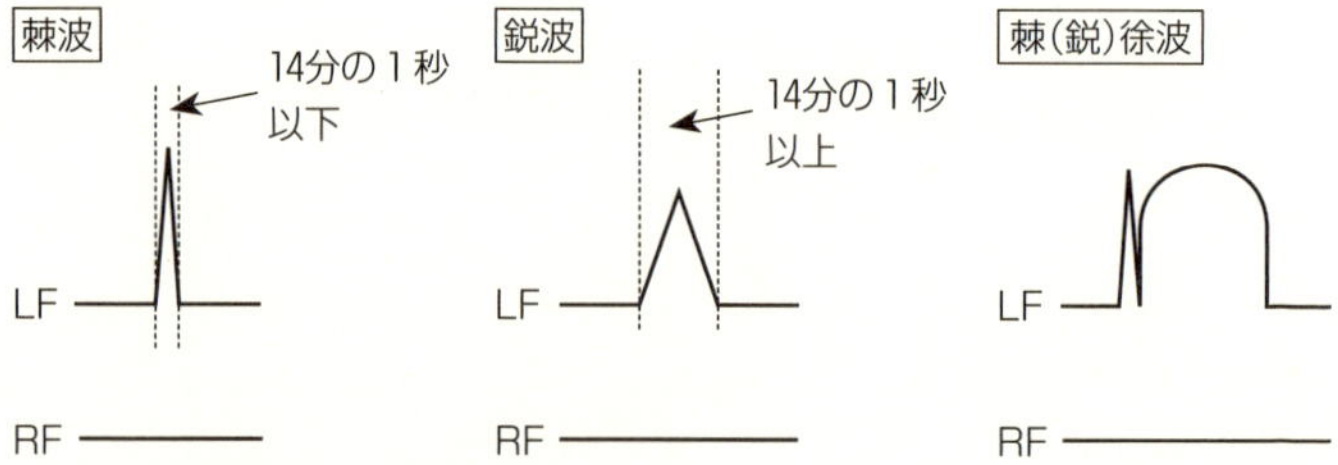

左右の前頭部を、模式的に示した。
LF：left frontal, RF：right frontal

図3　焦点性のてんかん性突発波（著者作成）

てんかん波と似て非なる脳波所見

発作時脳波を除いては、成人の脳波では、てんかん波は基本的に、陰性棘波（あるいは鋭波）を含んでいる。陰性とは単極誘導において上向きになっている脳波所見のことで、図2、図3で提示した三種類のてんかん性突発波は、いずれも上向きに尖った鋭波あるいは棘波を含んでいる。たとえば、律動性の高振幅徐波（大きな徐波が連続して規則的な何回か連発すること）が前頭部に出現したり（ＦＩＲＤＡ〔frontal intermitter rhythmic delta activity〕という）、若年者であれば後頭部に出現（ＯＩＲＤＡ〔occipital intermittent rhythmic delta activity〕という）することがあるが、いずれもてんかんの診断には資するものではないと考えておいてよい。

陰性棘波を含む脳波で、てんかん波とまちがわれることがある代表的な脳波所見に、六Ｈｚ棘徐波と睡眠時良性てんかん性鋭一過波がある。六Ｈｚ棘徐波は、棘波成分も徐波成分も小さく、全体として小ぶりの所見であり、四～七Ｈｚ前後の速い波であるのが特徴であるが、時にてんかん性異常波と読みまちがいやすい。

睡眠時良性てんかん性鋭一過波は、脳の一部に局在せず広範囲に広がっていることと振幅が小さいことが特徴で、〝てんかん性〟とついているが、てんかんを示唆する脳波所見ではない。こうした脳波を読み取るには熟練が必要であり、専門医でも見解が分かれる可能性がある。

脳波は何回、いつ、何分くらいとればよいか

てんかんを診る場合、脳波検査を定期的に行うのはセットとなっている感がある。しかし、まちがいなくてんかんの下位分類まで診断が確定している場合、脳波検査を何度も繰り返す必要性は成人のてんかん臨床ではほとんどない。ただし二～一〇年発作が抑制された後で、抗てんかん薬を中止する場合は、中止前と中止後（あるいは減量中）に脳波を測定する必要がある。そして、てんかん性異常波の再現あるいは悪化が認められれば、発作も再燃する可能性が高いという指標になる。

診断がついていない場合は事情はまったく異なり、たとえ自分で脳波が読めないとしてもオーダーは繰り返しするべきである。何回くらい脳波検査を繰り返す必要があるかに関しては、ドッペルバウアー（A. Doppelbauer）らの興味深い研究がある。[1] 彼らの研究によれば、てんかんがある人の発作間歇時脳波において、てんかん性異常波が検出される確率は、一回目の脳波検査では四割弱であり、五回目までは一回ごとに八～九％の確率で検出率は増加し、最終的に四人のうち三人はてんかん性異常波を検出することができるが、六回目以降は何回脳波検査を繰り返しても、てんかん性異常波の検出率は頭打ちとなって、それほどは上昇しない（図４）。さらに、二〇歳までのてんかん性異常波の検

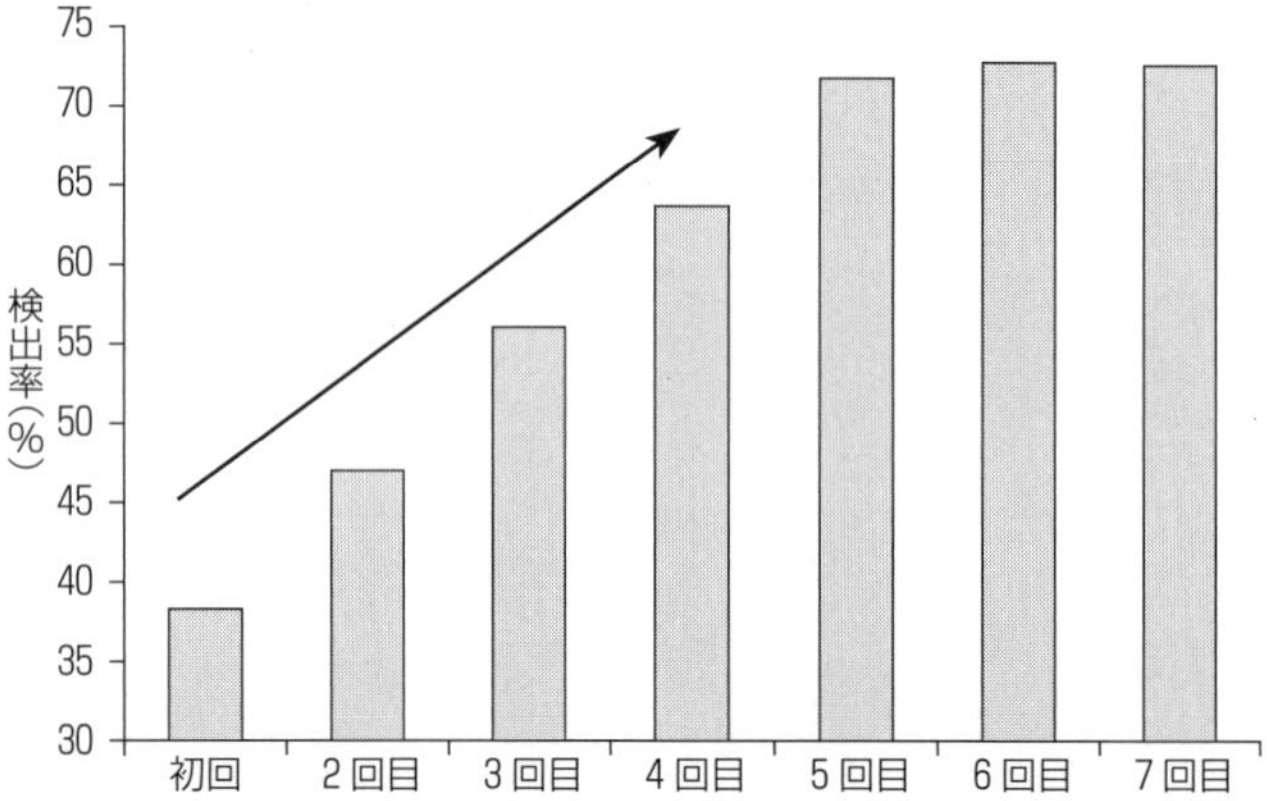

5回目までは検出率が増加するが、6回目以降は足踏み状態となる。
↗：検出率の増加を示す。

図4　てんかん性異常波の検出率の推移（文献1より改変）

出率は五割強であるのに対して、以降五〇代までは次第に検出率が下がり、ほぼ半分までになるが、六〇歳以降再びてんかん性異常波の出現率は増加に転じる。

　また、てんかん発作があって一日以内に脳波検査を行うと、てんかん性異常波の検出率は五割強であり、検出率は有意に高いとされている。すなわち、診断が確定していない場合には、脳波は最低五回までは繰り返し行い、発作があって一日以内に脳波検査を行うことができる場合には、それとは別に積極的に脳波をオーダーする意味があるということである。

　一回の脳波で最初にてんかん性異常波が出現するのは、二〇分以内で五割、最初の四〇分で七割なので、一回の脳波検査で四〇分間は脳波をとるのが効率がよい。ただし、全般性のてんかん波は、出現する場合には平均してほぼ二〇分以内に出現するのに対して、側頭部の棘（鋭）波は平均すると異常波が出現するのにほぼ一時間かかるので、側頭葉てんかんを疑った場合には、長めに脳波を記録するのも一法であろう。[3]

とはいえ、てんかんを診ていて、脳波をオーダーしているうちに自分でも脳波を読んでみたくなることがあるだろう。その場合には、ありがたいことにほぼ数時間集中すれば読破できる他に類のない成書が本邦では出版されている。それは、市川忠彦氏の『新版　脳波の旅への誘い〔第二版〕』（星和書店、二〇〇六年）である。これを読まないのは惜しいといえる名著である。

謝辞：本稿を執筆するにあたり、文献上のご示唆をいただいた足立直人先生に深謝いたします。

〔文　献〕

（1）Doppelbauer, A., Zeitlhofer, J., Zifko, U. et al.: Occurrence of epileptiform activity in the routine EEG of epileptic patients. *Acta Neurol. Scand.*, 87(5); 345–352, 1993.

（2）兼本浩祐『てんかん学ハンドブック〔第二版〕』医学書院、二〇〇六年

（3）Losey, T., Uber-Zak, L.: Time to first interictal epileptiform discharge in extended recording EEGs. *J. Clin. Neurophysiol.*, 25(6); 357–360, 2008.

10 てんかんにおける衝動性

はじめに

衝動性について考える場合、衝動性とは何かをあらかじめ限定しておく必要があろう。なぜなら、たとえば攻撃性や抑うつと比べても衝動性が生ずる基盤ははるかに多彩であり、一定の限定を行わなければ論ずるべき対象が不鮮明になってしまう可能性があるからである。衝動性の亢進を、一定の内的・外的刺激が与えられたときに常識的範囲を超えた短絡行為が生ずることであると定義するならば、第一にさまざまな脳器質性疾患による全般性の認知機能障害（アンリ・エイの均一性解体[9]）は、ほとんどの場合、衝動性を亢進させる。こうしたタイプの衝動性の亢進は、注意の欠陥と密接な相応関係にあり、その点では発達障害としての注意欠陥・多動性障害 attention deficit/hyperactivity disorder: AD/

HDと重なり合う面がある。[8][15][18][20]他方で衝動性の亢進は、易刺激性に由来する場合もある。側頭葉内側面に比較的病巣が限局したヘルペス脳炎後の患者の易刺激性は、些細な情動的刺激が時間経過とともに減衰せず、むしろ一定期間は時間経過とともに増幅してしまうような様相を呈し、暴力行為などに容易につながることがある。本稿においては、脳器質性疾患全般における衝動性の亢進を取り扱うとあまりに広範囲となり散漫な議論になりすぎることに鑑み、てんかんにおける衝動性の亢進を器質性疾患における衝動性亢進の範例として論じ、最後に器質性疾患全体における衝動性亢進の問題をそこから論じたい。

てんかんと関連する衝動性の亢進は、典型的には四つの異なった病態において出現する。最も頻度が高いのは、とくに小児や精神発達遅滞のある患者において好発する特定の薬剤と関連する衝動性の亢進である。この衝動性の亢進は基本的には投薬の変更によって相当の改善を見込まれるものであり、臨床的な重要性は高い。二つめは、発作後もうろう状態に伴う脱抑制に起因するものである。発作を止めることが最大の防衛手段であるが、その状態をよく認識することは不要な事故が起こるのを防ぐには重要である。三つめに、発作間歇期の特定の行動パターンに由来する衝動性の亢進がある。前頭葉てんかん、若年ミオクロニーてんかん、側頭葉てんかんの一部においてそれぞれ異なった機序にもとづく衝動性の亢進が指摘されているが、その存否を含め異論も多い。四つめは、てんかんに随伴して生じた精神病性の障害が二次的に易刺激性を亢進させ、その結果、衝動性亢進が生ずる場合である。とくに側頭葉てんかんにおいて好発する発作後精神病は、ときに著しい衝動性の亢進を示す場合がある。

抗てんかん薬誘発性

精神発達遅滞のある患者および小児のてんかん患者では、認知機能に影響を与える薬剤は一般的に衝動性を高め、症例によっては同時に攻撃性を亢進させることも少なくない[15]。従来の抗てんかん薬のなかで典型的に衝動性を高めるのは、フェニトイン、フェノバルビタールであり、衝動性を基本的には高めない薬剤はバルプロ酸とカルバマゼピンである。ゾニサミドは、成人の側頭葉てんかんで行動変化をきたすほどには、小児や精神発達遅滞のある患者で衝動性を高める印象はないが、投薬量が比較的多い場合には、作業能力への影響はバルプロ酸、カルバマゼピンより大きい。

今世紀に入って市場に出てきた新薬では、トピラマートは衝動性への影響についてはゾニサミドに準じて考える必要がある。ガバペンチンに関しては眠気があるので、このグループの患者群ではそれなりの衝動性の亢進は想定されるが、フェノバルビタール、フェニトインほどではない可能性が高い。ラモトリギンについては覚醒度を高め、衝動性を抑える場合もあれば、興奮性を高めることで、かえって攻撃性や衝動性が高まることもある。レベチラセタムも、どちらかといえばラモトリギンと同様に興奮性を高めることで衝動性を高める可能性がある[10]。

〔症例1〕三二歳、男性

軽度の精神発達遅滞があり、知能は五歳児程度である。養護高校を卒業して作業所に通っている。作業所では他の仲間と比べて作業能力も高く、高校卒業後一〇年以上、ほとんど皆勤して働いていた。

大発作が一〇歳ごろから起こっており、年に数回の頻度で発作に前駆してからだが左側へ向かい、くるくる回った後、意識消失してけいれんしだすことが何度かあった。四年ほど前に長年通っていた小児科の先生が定年退職となったため、神経内科に転科となった。転科当時は、フェニトインが二五〇mg／日投与されており、血中濃度は一〇〜一二μg／mL前後で推移していた。そのときの発作頻度は二〜三ヵ月に一度であった。

ところが、三人目の神経内科の主治医となってから、はじめて一日のうちに発作が二回起こり、二回目には転倒して頭を六針も縫う怪我をしたため、家族が驚いて主治医に詰め寄る騒ぎとなった。このため、急遽、フェニトインが一日三〇〇mgに増量されたが、さらに数日後に再度発作が起こったため、フェノバルビタール一日六〇mgが追加された。

フェノバルビタールを増量してから二週間めに、ちょうど姉が生後六ヵ月の赤ん坊と三歳の子どもを連れて帰省してきた。姉が子どもを連れて帰省するといつもこの男性は不機嫌になるが、今回は「ポイしてやる」と興奮しておさまらなくなり、ついには椅子を投げるなどの大暴れとなり、警察を呼ぶ騒ぎとなった。作業所でも作業に熱心に取り組まない、ふだんから気にいらない仲間に対してちょっとした言葉の行き違いから殴りかかる、といった逸脱行為が続き、困り果てた両親が本人を連れて当院に来院した。

血中濃度を測るとフェニトインが一九μg／mLで、フェノバルビタールは八μg／mLであり、いずれも治療域の範囲内であった。フェノバルビタールを漸減中止し、フェニトインをカルバマゼピンに変更したところ、逸脱行為はほぼ一ヵ月の経過で消失した。他方で発作はやはり、数ヵ月に一度の頻度で起こり、時に転倒して受傷することもあるため、バルプロ酸などを加えたが、頻度は不変であった。しかし、家族、作業所の職員とも、「発作のほうが暴れるよりまし」という意見であったため、この男性の主治医をしていた当時は代替の薬剤が認可されておらず、そのまま経過を観察することとなった。

精神発達遅滞のある患者においては、前述したような特定の抗てんかん薬の投与によって、著しい衝動性の亢進が起こることがあり、そうした場合、向精神薬を投薬してこれに対抗しようとすることは、かえって状態の悪化を招くことになる。足し算の薬物療法ではなく、引き算の薬物療法がまずは試されるべきことが多い。

抗てんかん薬は、前述したように衝動性亢進をまったく正反対の機序に引き起こす可能性がある。一つは、覚醒度を下げ注意の欠陥や脱抑制を引き起こす場合で、これが圧倒的に頻度は高いが、新薬については、覚醒度を上げることで興奮性が高まり、その結果、衝動性の亢進という結果が生ずる場合もありうる。

発作後もうろう状態

てんかんの最も主要な病態は、意識の病であって、欠神発作、複雑部分発作など、意識障害を唯一の症状とする発作もある。にもかかわらず、ここで衝動性と関連して、発作時の行動異常ではなく発作後もうろう状態を取りあげたのは、発作の最中には例外的な場合を除いては活動は低下しているか

（欠神発作、側頭葉起源の複雑部分発作）、あるいはまったく目的性を欠いた運動の過剰状態となっており（前頭葉起源の複雑部分発作）、刺激に応じた短絡行為が生ずるだけの自発的な活動性が担保されていないからである。

全般性強直間代発作後に激しい衝動性の亢進が出現することは稀ではなく、ヘラクレスがわが子とイービクレスの子を発作後もうろう状態の際に炎に投げ込んで殺してしまうという有名な逸話はその特徴をよく表現している。発作後もうろう状態は、典型的には複雑部分発作および全般性強直間代発作後に生ずるものであり、抵抗性暴力 resistive violence と呼ばれている衝動的行為が時に出現する[12]。その場において自分の進路や運動をたまたま妨害した人や物を排除するために暴力が振るわれることが一般的であり、特定の誰かや何かを標的とするものではない。衝動行為の後で行為への健忘が残っていることが一般的である。

〔症例2〕二七歳、女性

出産・発達に特記すべき所見なし。生後一〇ヵ月で発熱時に三〇分間にわたる発作重延状態を起こしている。発作の左右差は気づかれておらず、発作後麻痺も認められていない。その後、四歳くらいまで発熱時にひきつけを起こしていた。

ふだんは寡黙だが、いったん怒ると執拗に攻撃性を発揮することがある。

検査所見はＭＲＩのＴ２強調で、右海馬の萎縮と高信号域がみられた。脳波上は、浅眠時に、右前側頭部に反復して棘波が出現する。

四歳ごろから、「キューッとしまるような」痛みを腹部におぼえるようになり、それと同時に意識消失してその場の状況とは無関係なことをしゃべる発作も出現してきた。本院受診後、それまで平均、月に五～六回の割合であった発作が一～二回に減少し、前兆は上腹部不快感に変化した。複雑部分発作は、左に最初向反し、その後その場の状況とは無関係のことをしゃべる言語自動症を伴うもので、一分前後の持続、月に一～二回の頻度で起こっていた。

複雑部分発作後のもうろう状態は、まわりの人が行動を制止しようとすると激しい抵抗性の暴力をしばしば引き起こした。典型的なエピソードの一つは、繁華街で発作を起こしたときに、商品を手にとってそのまま出ていこうとしたのを店主が見咎めて制止しようとしたところ暴れだし、警官二人、救急隊員二人が駆けつけて制止しようとしたが四人がかりで制止して救急車に乗せるのに半時間以上かかり、当院に搬送するのには一時間以上かかった。また、発作後もうろう状態で自分の首筋を二ヵ所、刃物で深く抉り、救急搬送されたこともある。いずれも搬送されて到着したときには完全に意識清明な状態となっており、もうろう状態の最中の行為についてはまったく覚えていなかった。

発作後もうろう状態においては、周囲からの刺激がない場合にはそのままで発作が終結することも多いが、無理に揺り起こされたり、どこかに向かおうとする行動を制止されたりすると、それに抵抗して激しい暴力行為を誘発する場合もある。たとえば、トイレで発作を起こしてトイレの扉を蹴破ってしまうなど、対象は必ずしも対人とは限らない。ただし、実際に周囲の人に暴力行為が及ぶことは例外的である。

発作間歇期における特異な行動パターン

若年ミオクロニーてんかんにおける性格特徴は、ディーター・ヤンツ（Dieter Janz）[11]以来、指摘されてきたが、近年、前頭葉の機能障害と関連づけて論じられることが少なくない[4][5][7]。具体的には、衝動性の高さ、情動的応答の起こりやすさ、些細な社会的規範であれば無視するといった性格特徴が指摘されており、これはてんかんによる二次的な行動パターンの変化というよりは、てんかんの原因ともなっている前頭葉機能の特質が、行動パターンの特質の原因ともなっていて、てんかんを発症していない家族にも観測されるとの主張がある[13]。注意すべきなのは、こうした性格特徴は裏を返せば、ものごとにこだわらない鷹揚さ、感情的共感性の高さ、腰の軽さといった長所として受け取ることもできる資質であるという点である。したがって、「障害」という言葉でこうした特長を表現するのは基本的には誤りであり、誤解を生む表現であるともいえる。実際、障害として症例報告ができる例を若年ミオクロニーてんかん例で探すのは容易ではない。したがって、今回呈示するのも側頭葉てんかんの例である。

〔症例3〕六〇歳、男性

一四歳ごろに授業中に「脈絡もなく大声を出す」、「突然席を立つ」といった行動が頻繁に出現し、いったんは発作は目立たなくなったものの、三〇代後半、警備員として勤務中、夜中に突然起き上がって窓際に行き、二〇～三〇秒ほど窓に触れて戻ってくるという行為に同僚が気づいて問いただすも本人は覚えがなく、また同時期に夜間中途覚醒すると、目覚めて数十秒の間、世界に自分一人しかいないような独特な孤独感が突然沸き上がり、その直後から、まわりから監視されている感覚が起こる状態が月に一〇回前後起こるようになった。このため職場のストレスと関係があるのではないかと近医メンタルクリニックを受診。メンタルクリニックで抗不安薬を処方され服用していた。

ところが、四〇代前半に二度のけいれんを伴う意識消失発作が起こったのを皮切りに、仮眠室から裸足で外に出る、夜中に突然、窓を開けようとするといった行為中の健忘を伴う突発的な異常行動が出現するようになり、このころから周囲から見られているという被注察感が発作間歇期にも慢性的に感じられるようになり、「また病気が出た」といった同僚の言葉をいじめと受け取り、職場の上司と産業医に「職場で誤解され否定的に扱われている」と執拗に苦情を申し立てるなどの行動が出現するようになった。メンタルクリニックの担当医は、フェニトイン、カルバマゼピンを中止し、レベチラセタム、トピラマートに薬を変更したが、上記の「精神発作」が頻回に出現。もとの薬剤に戻したところ、発作はまた劇的に減少するという状況であった。近医メンタルクリニックのA医師が引退し、その後任のB医師がてんかんの治療はできないという理由で当科に来院となった。

初診時の一日投薬量はバルプロ酸六〇〇mg、フェニトイン二〇〇mg、カルバマゼピン六〇〇mg、エチゾラム三mgで、ジアゼパム五mgが頓服で出ている状態であった。初診時はきわめて戦闘的で、三〇分ほどの待ち時間で呼び込んだところ、「A先生のところはこうじゃなかった。自分の病状をよく理解してくれなくては困る。待たされて気持ちが収まらない」とまくしたて、ともかくもう薬がないからA先生が出されていた薬と同じものを出してもらえればいいと捨て台詞を吐いて帰宅された。それから二回は薬を出してそのまま帰宅されたが、初診から四度目のときに、「精神発作」が群発したとのことで予約外に来院。エチゾラムとジアゼパムとカルバマゼピンを自分で倍量近く飲み、ふらつきが出ているにもかかわらずさらに追加処方を要求されるので、「カルバマゼピンはよいお薬で必要なお薬ですが、自己判断で増やしたり減らしたりは難しいお薬でもあります」と説明したところひどく立腹され、「A先生のところに行ったら発作はなくなったんですよ。A先生からちゃんと話を聞いていないんですか。患者の引き継ぎをなんだと思っているんだ」とすごみながら抗議された。

これを受けて時間をかけ、「体験されている発作性の孤独感とその後に続く人に見られている感覚は、側頭葉の扁桃核というところに出現する特異な体験で、体験した人にしかわからないから、その大変さはよく理解できます」、「カルバマゼピンはたしかによい薬でこの発作にはよく効くし、十分量を出すのは必要ですが、前回の採血で血中濃度がもう一五μ／mgと上限で、これ以上飲むとふらつきが出て危ない（現に出ている）」、「エチゾラムやジアゼパムは飲んだときには楽になるが、続けて飲むと慣れが生じてしまうので、てんかんでは何日も続けて服用するのは難しい」などの事項をゆっくりと丁寧に説明し、とりあえずは納得していただいた。しかし、一週間後に再び予約外でまだ「精神発作」が止まらないからと来院され、「A先生のところに行って聞いたら、薬をあわせればすぐに止まるはずだから先生のところへ行って止めてもらえといわれた。A先生のいうようにしたら止まるはずだからそうしてほしい」と強く要求された。そこで、「A先生の出された薬は今のところは変えていない」、「でもA先生の出された薬のなかでバルプロ酸は側頭葉てんかんにいちばんよく効くタイプのお薬ではないので効いていない可能性がある、フェニトインは血中濃度が低くこの量では効いていない可能性があり、カルバマゼピンと薬効も副作用も重なっている」ことなどを説明したうえで、「本当にそうかどうかがあらかじめ一〇〇％わかるわけではありませんが、私は私で専門家なのでA先生がどのようなご意見であってもあなたにとって今いちばんよい方法だと私が信じる方法しかとれません」と話した。そのうえで、「おっしゃるようにカルバマゼピンにいったんは処方を集約したほうがよいように思うが、カルバマゼピンを増量するためには他のお薬を整理しないと十分に増やせない」ことを説明し、バルプロ酸とフェニトインを中止し、カルバマゼピンを八〇〇ｍｇに増量することを提案した。加えて「意識のなくなる発作が出ておらず、これまで一定期間『精神発作』は群発してもその後またおさまっていることから、しばらく待てば落ち着く可能性がある」こと、「調子が悪いときにはすぐにでもこうして来ていただいて疑問点をたずねていただくのはありがたいが、もう少し込み合わない時間を選んで来院してもらいたい」旨お願いした。

その日の午後に激しい剣幕で電話がかかり「処方がまちがっている。頓服が約束したように入っていない」と抗議されたため、頓服の量は打ち合わせどおりであったと当方は考えたが水掛け論になるとしかたがないと考え、電話をして謝罪はせずに足りないと主張された分だけお送りした。次の受診は二週間後の予約時に来院され「自分はてんかんのことは勉強していて詳しい。今までの病院ではシュライバーがいたことはなかったがそれはどうなのか。シュライバーがいるのでまちがうのではないか」とおっしゃったので、「処方はまずここでどう決めたか、奥様もいらっしゃるのでお渡しする前に今度から三人で一つひとつ確認することにしましょう」と提案し、「よく勉強されているのできちんと説明ができるから助かります」とお答えした。そしてゾニサミド、トピラマートは精神症状を助長するため使うことが難しいと考えていること、レベチラセタムは一度処方され無効であったことなどを確認し、カルバマゼピンをできるだけ増量して経過をみようということになった。

その後、来院はほぼ一〜二ヵ月に一度となり、初診後半年くらいからは友好的な関係となっている。しかし役所や病院の他部署でトラブルは再々あるようであり、通院三年目となったつい先日、ご本人から「自分のカッとしやすいのはどうにかならないでしょうか」とご相談があった。

発作後精神病

発作後精神病状態は、時に激しい興奮と暴力的傾向が関連する場合がある。発作後精神病における衝動性の亢進は、情動の変化が背景にあり、双極性障害と密接な関連があることがいくつかの研究から示唆されている。典型例では、上機嫌な躁状態から病態は始まることが多いが、一〜二日程度で、易刺激性の強い錯乱状態に至るのが典型である。しかし、時には病態の開始時から衝動性と攻撃性が前面に出る場合もある。[12]

〔症例4〕二八歳、男性

八歳のころから、急に世界に一人取り残され、誰かに襲われるような不安感を突発的に自覚することがあったが、一一歳ごろからこの感覚に意識消失発作を伴うようになった。カルバマゼピンをはじめとして使用可能な抗てんかん薬はすべて試したが、次第に発作は悪化し、われわれを受診する三年前から複雑部分発作が群発すると、その後の数日〜一週間のあいだ、きわめて不機嫌になり乱暴になるという事態が出現するようになった。典型的なエピソードの一つとしては、発作後、押し黙って不機嫌な顔をしている当人に父親が「おまえ大丈夫か」とたずねたところ、それが非常に癇に障り、怒りでまったく抑制がきかなくなって父親に殴りかかって骨折させてしまったという出来事があった。この期間は些細なことで興奮し乱暴になるために、勤務先の店の従業員はみな彼を恐れ、ついには彼が辞めるか従業員全員が辞めるかという事態となった。やってしまったことに対して後から彼は非常に後悔するが、どうしても刺激にいらだつのは止まらないため、手術をして発作を止めてほしいと希望するに至った。

画像所見では、MRIにて左扁桃核および海馬の顕著な萎縮と硬化像が認められた。脳波をとると、頭蓋内電極を含む発作時脳波で、不安発作の前兆を含め、すべての発作が左海馬前部および扁桃核から出現していることが確認された。

その後の経過：左下側頭葉の一部と海馬前部および扁桃核下部を切除するてんかん外科手術を実施した。術後一ヵ月ほどしてから次第に患者は躁状態となり、夜も寝ずに歌っていたかと思うと病棟中の女性患者にプロポーズを始めた。こうした躁状態が一〜二ヵ月続いた後、患者は深い抑うつ状態となり、時間がまったく止まったように感じて一時的にはコタール症候群様の状態となった。しかし、クロミプラミンが数週間で奏功し、術後半年でこうした精神症状は完全に消失した。その後一五年以上のあいだ、発作は消失しており、また攻撃性の増大を含め、精神症状は以降一度も出現していない。

てんかんからみた衝動性の亢進と器質性疾患

てんかんにおける衝動性の亢進を、大きく分けて三つの病態に整理することを提案したい。一つは、発作後もうろう状態を典型例とする全般的な高次大脳機能の低下による脱抑制であり、アンリ・エイ的に表現するならば均一性解体にあたる病態である。ベンゾジアゼピン、フェノバルビタールなどの薬剤による高齢者や小児、精神発達遅滞のある人における衝動性の亢進はこの範疇に入る。

二つめは、性格変化の場合で、近年、局在徴候の枠組みで解釈する論調が目につく。攻撃性と関連する脳の部位としては、外側視床下部後部、扁桃核、眼窩前頭前皮質があげられる。扁桃核が過剰に機能する場合、些細な外的刺激に対する情動的反応が減衰せずに持続・増幅し、怒りや攻撃的な行動に発展する傾向が出現するのに対して、眼窩前頭前皮質の障害では、他者の情動反応に対する自然な情動的応答が困難になり、その結果、通常の社会規範による抑止がきかなくなり、それに伴って逸脱行動として暴力行為が出現すると想定されている(14)(17)(19)(21)。

三つめは、ラモトリギン、レベチラセタムなどと関連した中枢神経系の刺激による興奮性の亢進である。発作後精神病もこの範疇に属する可能性が高い。これはエイ的、ジャクソン的な「解体」という理解の枠組みでは説明できない病態である。

種々の器質性疾患における衝動性の亢進を、てんかんにおける病態から取り出したこの三つの範疇に整理して考えることは、当座のあいだは有用ではないかと考える。

〔文　献〕

（1）Bear, D. M.: Temporal lobe epilepsy--a syndrome of sensory-limbic hyperconnection. *Cortex*, 15(3); 357–384, 1979.

（2）Besag, F. M.: Behavioral aspects of pediatric epilepsy syndromes. *Epilepsy Behav.*, 5(Suppl. 1); 3–13, 2004.

（3）Blumer, D., Benson, D. F.: Personality changes with frontal and temporal lobe lesions. In: ed. by Benson, D. F., Blumer, D. *Psychiatric Aspects of Neurologic Disease*. Grune & Stratton, New York, 151–169, 1975.

（4）de Araújo Filho, G. M., Jackowski, A. P., Lin, K. et al.: Personality traits related to juvenile myoclonic epilepsy: MRI reveals prefrontal abnormalities through a voxel-based morphometry study. *Epilepsy Behav.*, 15(2); 202–207, 2009.

（5）de Araújo Filho, G. M., Pascalicchio, T. F,. Sousa Pda, S. et al.: Psychiatric disorders in juvenile myoclonic epilepsy: a controlled study of 100 patients. *Epilepsy Behav.*, 10(3); 437–441, 2007.

（6）Devinsky, O., Bear, D.: Varieties of aggressive behavior in temporal lobe epilepsy. *Am. J. Psychiatry*, 141(5); 651–656, 1984.

（7）Devinsky, O., Gershengorn, J., Brown, E. et al.: Frontal functions in juvenile myoclonic epilepsy. *Neuropsychiatry Neuropsychol. Behav. Neurol.*, 10(4); 243–246, 1997.

（8）Dunn, D. W., Austin, J. K., Harezlak, J. et al.: ADHD and epilepsy in childhood. *Dev. Med. Child Neurol.*, 45(1); 50–54, 2003.

（9）Ey, H., Ajuriaguerra, J., Hécaen, H.: *Les rapports de la neurologie et de la psychiatrie*. Hermann, Paris, 1976.

（10）Helmstaedter, C., Fritz, N. E., Kockelmann. E. et al.: Positive and negative psychotropic effects of levetiracetam. *Epilepsy Behav.*, 13(3); 535–541, 2008.

(11) Janz, D.: *Die Epilepsien*. Thieme, Stuttgart, 1969.

(12) Kanemoto, K., Kawasaki, J., Mori, E.: Violence and epilepsy: a close relationship between violence and postictal psychosis. *Epilepsia*, 40(1); 107–109, 1999.

(13) Levav, M., Mirsky, A. F., Herault, J. et al.: Familial association of neuropsychological traits in patients with generalized and partial seizure disorders. *J. Clin. Exp. Neuropsychol.*, 24(3); 311–326, 2002.

(14) Luria, A. R.: *Higher Cortical Functions in Man*. Basic Books, New York, 1980.

(15) Mitchell, W. G., Zhou, Y., Chavez, J. M. et al.: Effects of antiepileptic drugs on reaction time, attention, and impulsivity in children. *Pediatrics*, 91(1); 101–105, 1993.

(16) Prévost, J., Lortie, A., Nguyen, D. et al.: Nonlesional frontal lobe epilepsy (FLE) of childhood: clinical presentation, response to treatment and comorbidity. *Epilepsia*, 47(12); 2198–2201, 2006.

(17) Smith, O. A., De Vito, J. L.: Central neural integration for the control of autonomic responses associated with emotion. *Annu. Rev. Neurosci.*, 7; 43–65, 1984.

(18) Tan, M., Appleton, R.: Attention deficit and hyperactivity disorder, methylphenidate, and epilepsy. *Arch. Dis. Child.*, 90(1); 57–59, 2005.

(19) Weiger, W. A., Bear, D. M.: An approach to the neurology of aggression. *J. Psychiatr. Res.*, 22(2); 85–98, 1988.

(20) Williams, J., Lange, B., Phillips, T. et al.: The course of inattentive and hyperactive-impulsive symptoms in children with new onset seizures. *Epilepsy Behav.*, 3(6); 517–521, 2002.

(21) Witt, J. A., Hollmann, K., Helmstaedter, C.: The impact of lesions and epilepsy on personality and mood in patients with symptomatic epilepsy: a pre-to postoperative follow-up study. *Epilepsy Res.*, 82(2–3); 139–146, 2008.

11

頻度がごく少ないか、社会的影響の小さなてんかん発作

はじめに

てんかんは、どのような臨床的立場からそれに出会うかで、ずいぶん見え方が異なってくる病態である。それは統合失調症が、外来で出会う場合、入院で受け持つ場合、あるいはデイケアでおつきあいする場合で、それぞれまるで別の疾患だと思えるほど現れ方が違ったり、あるいはADHDがどの年齢で事例化するかで臨床像もアプローチも大きく異なってくるのと似ている。人というあり方を成立させる神経機構全体の構図に深く関与するようなcommon disease（ありふれた疾患）一般にいえることであるが、発病以前の「未病」といってよいような状態からきわめて大きな社会的機能の問題がもたらされる重篤な状態まで、幅広い病状の分布がこうしたcommon diseaseには一般的に見受けら

れる。

さまざまなかたちで生涯に少なくとも一度以上てんかん発作を起こす割合を総計すると、一割前後にのぼるといわれており[1][2]、一般的にはこうした人たちをおしなべててんかんに含めることはせず、「疾患」のうちには入れない考えが主導的である。高齢者と乳児・幼児など神経機構の脆弱性が高まった状態においては、てんかん発作は青年期・壮年期よりもはるかに高い頻度で出現することが知られており[1][2]（本書第8章の図2参照）、てんかんという状態は精神病といった病態像の括り方と似て、人という神経機構に内在的な応答の一つだとする考え方もあろう。しかも、興味深いことにその場合、精神病とてんかんは並列関係にあるのではなく、むしろ直列関係にあり、テレビにたとえるのであれば、精神病が画面の色合いや鮮明さを調節するつまみの問題であるとするならば、てんかんは電源のオン・オフの問題であって、神経機構のより下部構造にかかわるといったようにイメージができるかもしれない。

こうした本質論は、われわれの神経系の本質を鳥瞰視するうえで興味深い論点であり、本稿でテーマとなるてんかんの辺縁に属する病態を検討することは、てんかんとは何かという問いへの理解を深めることにもなろう。ただ具体的には、本稿ではてんかんという疾患においては「未病」に近い初回発作をまずは論じ、さらに、てんかん性脳波異常のみを示す症例、若年ミオクロニーてんかんのミオクロニー発作、前兆体験の症例を具体的に取りあげ、治療的介入をどの時点からするべきかという点に問題を限定して論じる。

初回発作③

初回のてんかん発作あるいはそれを疑わしめる病態を精神科医だけが単独で診察し経過を観察することは、望ましくない。図1に示したように、まずはてんかん発作にみえてもてんかんでない場合、失神発作などが相当数ある。けいれん性失神はめずらしいものではなく、明確な間代（大きな関節運動）を伴わず、小刻みな震えのみの場合には失神の可能性を念頭に置く必要がある。心因性の発作は通常は一回目の発作の場合に来院することはめずらしいが、むろん、その可能性もある。次に、初発のてんかん発作は高い確率で急性症候性発作であって、脳血管障害や脳炎、糖尿病性昏睡などの警告症状あるいは薬物の離脱や薬物による誘発である場合がある。したがって、初発の場合、ＭＲＩや血液検査、場合によっては髄液検査などが緊急に必要となる場合も多く、神経内科・脳外科との連携が欠かせない。急性症候性発作の場合には生命予後に影響し一刻を争う病態である場合も少なくなく、こうした除外診断が終了してはじめて、てんかんの初回発作が問題となる。

初回発作では先行する既往歴や脳波所見によって、てんかんに進展するかそのまま一回で治療なしでも終了するかにおいて大きな差がある。中枢神経系疾患（脳炎や脳挫傷）の既往歴がある人に急性期を過ぎててんかん発作が起こってきた場合には、二回目の発作が起こる可能性は八割近くになる。また、脳内に病巣がなく、全般性棘徐波が脳波上確認された場合には、二回目が起こる可能性は六割前後となる。他方で、中枢神経系の既往歴がなく、家族負荷も脳波異常も検出されない場合、二回目が起こる可能性はほぼ三割とされる。最終的に合計四割の患者で二回目の発作が起こることになる。

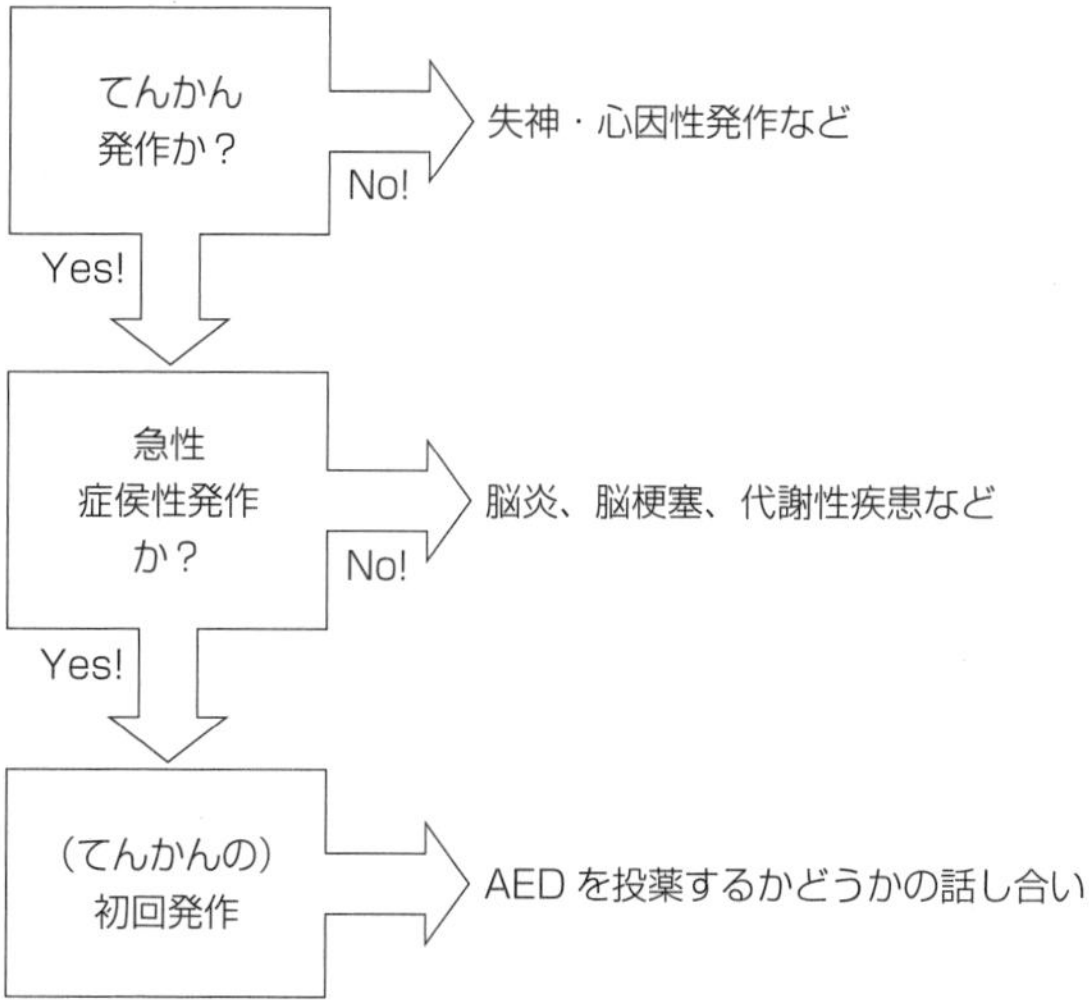

AED：anti epileptic drugs（抗てんかん薬）

図1　初回発作の診断フローチャート

二回目の発作は、一年以内に四割、三年以内に八割起こることが知られているので、三年経って発作が再発しなければ、その後に発作が再来する可能性は低いと考えてよい。

治療を開始するかどうかに一定の基準はなく、二回目の発作が起こってから治療を開始した場合と、初回発作から治療を開始した場合、長期予後に差はないとされている。投薬を強く勧めておけば、万一、二回目の発作が起こった場合の医療サイドでの訴訟リスクを減らすことはできるが、現実問題としては、①どの薬をどれだけ処方すればよいのかの目安が立てにくい、②薬が効いて発作が止まっているのか、もともと投薬しなくても発作は起きなかったのかがわからない、③患者側の服薬モチベーションが通常は低く、投薬の継続が難しい、④投薬によっててんかんという診断が確定することで保険の加入など社会的な不利益や制約を被る、といったことがあり、初回発作ではとくに患者・家族とのていねいなshared decision making（共有意思決定）が必要であって、投薬の開始を一方的に宣言することは臨床的ではない。投薬を開始するかどうかに関して、現実には誰にでも通用する一つだけの正解などないのが現状である。

事例化以前・医療化以前

以下、事例化し医療化された後で最終的には当科を受診してはいるが、医療化されるまでの状態だけに着目すれば治療の必要があったかどうかに議論の余地がある三症例を挙げ、考察してみる。すでに述べたように、一例目は脳波異常、二例目はミオクロニー発作、三例目は前兆が問題となっている。

〔症例1〕ローランド棘波が偶然発見され治療が開始されてしまった中学一年生

初診時一二歳、男児。利発な男の子で成績もよく、発達に問題はない。

六歳時に母親が強く叱責したときに、意識消失・全身硬直が出現。五分間、そうした状態が続いた後回復し、翌日、A病院受診。数日後、脳波・MRIなどを実施するも、特記すべき所見なく、以降毎年、脳波をとりつづけたが特記すべき異常がないため、一一歳時には「てんかんではない」と主治医から告知を受けた。

ところが、本院来院一〇日前に、高熱を発し、妹がインフルエンザであったため、家にあったリレ

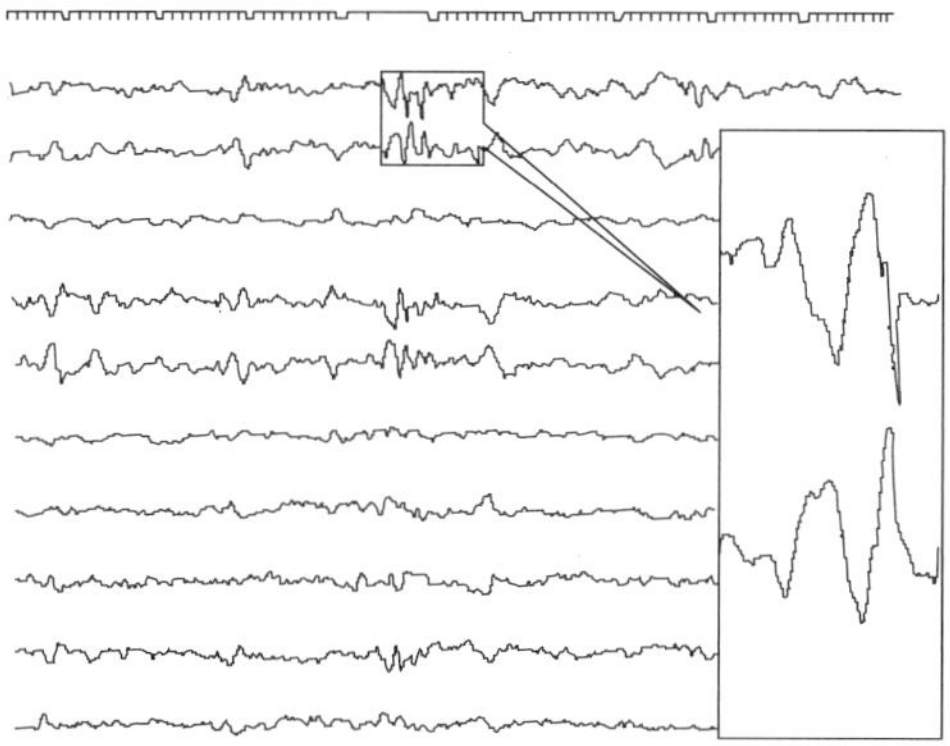

持参された脳波はモンタージュが不明なため、この時点では確定診断ができなかったが、脳波の形状はRolandic spikeであり、後で、中心・中側頭部にてんかん波が出ていることが確認された。また、本院で取り直した脳波では典型的なRolandic spikeが検出された。

図2　ローランド棘波

ンザを内服後、近医を受診したところインフルエンザA型と診断された。来院九日前に、昼から解熱したが、その日の深夜、トイレで排尿後、気持ちが悪くなって吐き気がし、その直後に昏倒し、一〜二分の意識消失があった。来院七日前、A病院を受診。脳波検査が実施され、てんかん性の異常波が出現しているため抗てんかん薬の服用が必要といわれ、カルバマゼピンの内服が始まったが、音階が半音ずれて聞こえるようになったため、副作用を疑いたずねたところ、「そんな副作用はありえない」と一蹴されたため、不信に思った母親がセカンド・オピニンを求めて、それから一週間後、来院となった。

持参した脳波所見（図2）は、モンタージュも添付されず断片的で確実というわけではないが、ローランドてんかん（正式名称は中心側頭棘波を示す良性てんかん）の異常波を強く疑わせるものであり、今回の排尿後の意識消失については、①現在、中学生であること、②発作型がローランドてんかんとは合わないこと、③インフルエンザで疲弊した後の排尿後失神として説明するほうがより妥当性が高そうだという理由から、検出された脳波所見は偶然の発見である可能性が高いと考えられた。追加して本院で睡眠脳波を記録したところ、明確に左右独立性の中心・中側頭部鋭波が繰り返し確認され、診断が確定したため、カルバマゼピンは中止し経過観察とした。以降、発作の再来はない。

この中学生は、もともと最初の発作様の症状から、若干発症は遅いものの憤怒けいれんの可能性があり、てんかん発作は一度も起こっていなかった可能性すらある。小学校のあいだ、脳波をとりつづけたにもかかわらず異常波が検出されなかったのは、ローランドてんかんの脳波異常は主に睡眠時に出現するため、睡眠脳波が記録されていなかったためではないかと当初推察したが、その後、母親が借りてきて持参した脳波には睡眠脳波が何度かとれており、明確にローランド棘波が小学校低学年のころから確認できた。ローランド棘波は明確にてんかん性異常波ではあるが、比較的高い頻度で無症候の児童にも検出されうることが指摘されている。本児童における排尿後の意識消失発作は、発作の形状（排尿後、けいれんを伴わずに昏倒し、もうろう状態を伴わず速やかに意識が回復している点）からも、失神発作の可能性が高く、抗てんかん薬の投薬は必要ではないと考えられた。

長年フォローしていた最初の小児科医は、ローランドてんかんと診断してはいなかったようであるが、てんかんではないのではないかと強く疑いつつフォローを続けていたことが病歴から推察される。しかし突然引き継いで初診することを余儀なくされた別の小児科医は派手なてんかん性の異常波に引きずられて投薬を開始してしまったといえる。ローランドてんかんという診断がつけば、中学校以降は脳波所見がどうであれ投薬せずとも発作が再来する可能性はほとんどなく、投薬の中止が妥当という結論になる。ちなみに音階が半音下がって聞こえる副作用はカルバマゼピンにおいて有名な特異的副作用である。

〔症例2〕睡眠科から紹介され、意識消失を伴う発作をそれまで体験していない女性

初診時二四歳、女性。一八歳くらいから日中の眠気を自覚。学校の試験や看護国家試験でも寝てしまうことがある。寝つきもよく、中途覚醒や早朝覚醒なく熟眠感あり。このため睡眠センターを受診。睡眠科の睡眠ポリグラフで脳波異常を指摘され、当科を紹介されて来院した。

病歴を聞くと、中学生の頃から睡眠不足のときや居眠りから覚めたときに体のピクつきを自覚するようになったとのことで、体全体がピクついたり、文字を書いていて手がピクついたりするとのことであった。軽いものは朝方一〜二回は起こる。検査をすると、脳波所見で全般性多棘徐波が散発していた。しかし、現在発作で困っていないことから、無投薬で経過をみることとした。ただし、半年後に結婚予定であることから、万一、妊娠時に大発作が出現した際、安全に投薬できる薬をあらかじめ確保しておくといいう意味で、レベチラセタム一〇〇〇ｍｇを試験的に結婚前までに二〜三ヵ月投薬し、安全性を確認することになった。

若年ミオクロニーてんかんの概念を確立したディーター・ヤンツ氏が来日した際の講演で、「ミオクロニー発作だけの患者のコンプライアンスが悪くて困るがどうすればよいか」との質問に対して、

「どうして投薬をしなければならないのですか」と反問したのが強く印象に残っているが、てんかんがあれば治療をしなければならないという医療者側の予断を鋭く突く言葉であった。

〔症例3〕幼児期から経験していた不安発作が、側頭葉てんかんの前兆であったことが判明した症例④

初診時三〇歳、主婦。

八歳のときからこの女性は、突発的・発作的に強い不安感を訴えることがあった。この体験のあいだ、彼女は家具や壁の隙間からなにか得体の知れない生き物が這い出してくるような不気味な感覚を覚えた。わずか数分ではあるもののこの感覚は耐えがたく、パニックになって騒ぎ立てるため、中学・高校のころには、てんかん専門医を含めてさまざまな医療機関を受診したが、脳波異常が認められず、心因性の病態であるといわれてカウンセリングを勧められるか、不安神経症だからということでマイナー・トランキライザーやＳＳＲＩの投与が行われたりした。しかし症状はまったく改善しなかった。

二五歳時になると、この不安発作を前兆として、その後に意識消失発作が後続するようになり、この発作がてんかん性のものであることを医師も強く疑うようになった。抗てんかん薬投与が開始され、週に何度も出現していた発作の数は減り、月単位となったが、それ以上には抑制されなかった。怠薬時には不安発作が群発して不安感が数日おさまらず継続するという事態も出現するようになり、こうした状態の最中には廊下の足音やちょっとした物音にも怯える知覚過敏を伴う被害・関係念慮も経験されるようになった。意識消失発作が種々の抗てんかん薬の十分な治療によっても寛解せず、さらに

ＭＲＩで右海馬・扁桃核の萎縮が確認され、また深部脳波を含む発作時脳波では、この不安体験が右海馬・扁桃核の発作放電と対応していることが確認された。発作放電との対応が確認された不安発作の最中には、「いないとわかっているのにありありとベッドの下に誰かが隠れているという実感」が訴えられ、この女性はどうしても実際にベッドの下に誰もいないことを確かめずにはいられなくなった。右前側頭部切除術後、一過性の被害関係念慮と攻撃性の亢進が認められ、抗精神病薬の投与が数年間必要であったものの、術後一〇年目に至り、不安発作と意識消失発作は完全に消失し、さらにその数年前から抗てんかん薬も断薬しているが、発作・精神症状とも再発していない。

本例は、八歳から二五歳までは、不安発作 ictal fear が唯一の症状として体験され、前兆のみで推移していた症例である。本患者の場合、前兆は病院遍歴を促すほど強い不快感を伴っており、治療の必要があったといえるが、①前兆体験はしばしば発作時脳波を記録しても頭皮上の通常の脳波では脳波異常を伴わない、②複雑部分発作や二次性全般化などの意識消失を伴う発作と比べ社会生活に及ぼすインパクトがはるかに小さく投薬のリスクとベネフィットを天秤にかける必要があるという二点から、治療を開始することがためらわれる場合がある。たとえてんかんの診断をつけたとしても、意識消失発作をきたしていなかった中学・高校の時点で、たとえばカルバマゼピンを開始すべきかどうかは、一概に結論を出すことは難しく、患者・家族とのあいだでていねいな shared decision making を要すると考えられる。

誰を、いつ医療化するべきか

てんかんにおいて頻度が低いということを突き詰めると、およそ三つの異なった場合が想定される。第一には通常想定されるように最も頻度が低い場合、すなわち、その究極のかたちとしては一回だけ発作が起こった初回発作のみの場合である。第二にはてんかんが統合失調症やうつ病とは異なり、脳波異常という有力な補助診断ツールを持っていることから、脳波上のてんかん性異常波のみを示し、実際のてんかん発作は起こしていないような症例を問題とする場合である。第三には前兆やミオクロニー発作、あるいは睡眠時に限定した発作のように、てんかん発作はたしかに必ずしも少なくない頻度で起こっているが、社会的に大きなインパクトをもたらす日中の意識消失や昏倒、全身けいれんが覚醒時には起こっていないか、非常に頻度が少ない場合である。第三の場合も状況に応じて無投薬を選択する現実的な余地があるという点では、「頻度が少ない」という範疇に入れて検討すべき臨床型のうちに入れるべきであろうと思われる。

症例1のような脳波異常のみで実際のてんかん発作は起きていない場合、たとえそれがてんかん性の異常波であっても治療を開始しないことが原則である。CSWS（continuous spikes and waves during slow sleep）あるいはランドー・クレフナー症候群といったきわめて特殊な例外はあるが、いずれにしても思春期・成人期の疾患ではなく、諸説・異論もあるにはあるが、てんかんは治療しても「脳波を治療しない」という原則は、とりあえずは現在でも堅持してよかろう。

初回発作の治療の原則はすでに示したが、症例2、症例3も含め、基本的にはていねいなshared

decision makingが必要となる。ただし気をつけなくてはならないのは、急性症候性発作ではない初回てんかん発作や若年ミオクロニー発作の場合、治療をとりあえず待つことで、予後が悪化する可能性は基本的にはないが、睡眠時大発作や前兆の場合、治療を行うことで日中の意識消失発作への進展を予防できる可能性があることである。したがって、明らかにてんかん性の前兆が疑われる場合や夜間睡眠時に限定した発作の場合で、患者・家族が発作そのものを初診時点ではそれほど苦痛に感じていない場合には、投薬をどうするかはさらに悩ましい問題となる。

てんかんのような、もっぱら脳に由来することが明らかで、生物学的には特定の疾病状態と診断することができる病態ですら、すべての場合に医療化を行うことは必ずしも現実的ではないことを、てんかん例の検討は教えてくれるように思われる。

〔文　献〕

（1）Hauser, W. A., Beghi, E.: First seizure definitions and worldwide incidence and mortality. *Epilepsia*, 49(Suppl. 1); 8-12, 2008.

（2）Hauser, W. A., Banerjee, P. N.: Incidence and prevalence. In: (eds.), Engel, J., Jr., Pedley, T.: *Epilepsy: a comprehensive textbook*, 2nd ed., Lippincott Williams & Wilkins, Philadelphia, 45-56, 2008.

（3）兼本浩祐『てんかん学ハンドブック〔第三版〕』医学書院、二〇一二年、三〇八―三一〇頁

（4）兼本浩祐、大島智弘、田所ゆかり「パニック発作との鑑別診断としての"ictal fear"―脳病理と精神病理の架け橋としてのその意義」『精神科治療学』一九巻八号、九九一―九九六頁、二〇〇四年

12
てんかんと病識――「私」との距離から考える

病識・病感とは何か

病識とはなんだろうか。中安信夫は病識論の冒頭でKrankheitseinsicht（病識）とKrankhaftigkeit-einsicht（自分が病気であるとの認識）の違いを説き、医学がそうと考えるような疾病理解という意味での「病識」の不成立を診断に関与する徴候として捉えることはできないが、世界ではなくて自らの側に目下の問題の源泉があるという自覚Krankhaftigkeit-einsichtの欠如は徴候として捉えうる重要な表出だと論じている。[9]

典型的に病識がないといわれる状態を筆者の事例からまずは思い浮かべてみたい。たとえば、ある老妻が「毎夜、夫の布団に若い娘が入ってきてセックスをしている、もぞもぞと布団が動いているのでその動き方でそれとわかる」と訴えて夫を責めたてている事例、あるいは重症のうつ病で、便は出ているのに便がずっと出ないと執拗に訴え、出ているのは腸の腐ったものだから精神科で治療することは何もないと、そればかりを延々と訴えていた事例などが思い浮かぶ。

病識があるというためには、今の自分の考えないしは感覚が本来の自分のものとは異なっていると当人が感じていることがまずは前提となろう。しかしこうした場合、病識とは何を対象とした「感覚」なのだろうか。まずはそこでの対象は、病んでいる人の自分自身の状態である。麻痺や半盲といった身体状況についての自覚の錯誤、いわゆる病態失認が病識と呼ばれている場合もあるけれども、これも後で検討するが、汎用される術語としての病識が中核的に対象としているのは、自分自身の気分や考えであろう。こうした中核的な事例の場合、病識という事態が成立する前提として、まずは虚偽の考えが確信される必要がある。オセローは嫉妬から最愛の妻を殺したものの、その嫉妬の理由となったデスデモーナの不義は濡れ衣であった。オセローは、まったくの虚偽を強固に確信し、しかもそれは最愛の妻の説得でも覆すことができないほど訂正不能である。しかし、われわれはオセローの嫉妬を病識に欠けた嫉妬妄想とは通常は呼ばない。自身の身に照らしてその状況であれば十分そうしたことは起こりうると感情移入できるからである。病識を問題とするためには、通常であれば信じられないことを信じてしまっているという「通常」の基準が必要なのであり、規範的な正常状態というものが仮定される必要があることになる。つまり病識が成立するためには、信じられていることが虚偽であること、しかも常識的に考えればいかにも虚偽であることが明白であるにもかかわらず確信が揺らがないといった事態が前提とされることになる。中安はこうした事態を、「蓋然性の誤判断」（蓋然度の逆転）と表現している。

病感はこれとは違い、自身が体験している考えや気分についての自己所属感が問題となる。典型的には病感と病識は同時に失われるが、漠然とした病感はあるが病識に欠ける状態も存在する。たとえば関係念慮など病識の有無の端境で揺れ動くような場合、今感じている状態が気のせいなのかそうでないのかと当該の体験者は苦しむことになる。気のせいとは、つまり私のこころがつくりだしたものという意味であるから、病感があるとは自身の精神になにか自我違和的な不調を感じているということにもなろう。つまりはどこまでが本来の自分の感覚で、どこからがそうではないかの境目がそこでは問題となっているのである。

てんかん性精神病と統合失調症の治療脱落率

図1は、てんかん性精神病と統合失調症でいずれも抗精神病薬が無投薬の状態で来院した場合に投薬を開始し、一ヵ月治療が継続できた場合、それ以降にどの程度の脱落があるかをグラフにしたものである[12]。一ヵ月通院できた場合でもそれ以降、統合失調症では一年後には約四割が脱落するのに対して、てんかん性精神病の場合では、八割以上が一年後も治療を継続している。むろん、一つには、てんかんを対象とした場合でも、二つの疾患のあいだには大きな治療継続率の差が生じる。精神病症状を対象としてんかんのある人は、てんかんそのものを治療するために通院する必要があるという当然の縛りが大きく関与していることはまちがいない。しかし、なぜてんかんでは多くの人が自らの意志で通院しつづけるの

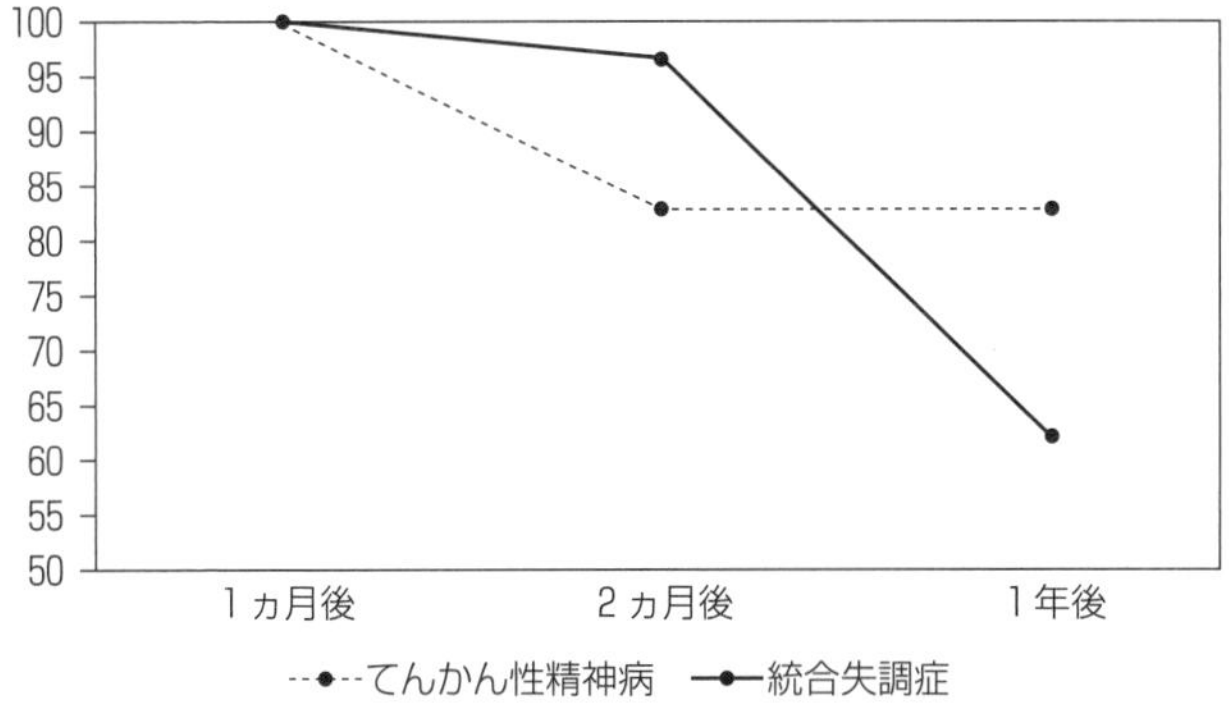

図1　てんかん性精神病と統合失調症の治療継続率

に対して、統合失調症では多くの人が通院の継続を渋るようになるのか。精神病による判断力の撹乱だけを問題にするのであれば、てんかん性精神病の場合においても同様に治療継続率が落ちるはずだが、そうならないのはなぜか。起こっている症状と自分との距離感、つまりは先ほど挙げた自分と自分でない状態の線引きがそこでは大きな役割を果たしているのではないかというのが筆者の印象である。

統合失調症の場合、本来の自分と統合失調症によって生じた症状との境目が容易に曖昧になるのに対して、たとえば既知感などのてんかん発作による主観的体験は、際立って自身の通常の体験とは異なった自我違和的な外から到来するものとして体験される。つまりてんかんの場合、本来の自分の体験の系列とは明らかに異なった質をもった体験として主観的には体験され、特異な体験を特異であると認識する機構は意識を失う寸前までなんらかのかたちで保たれ、それが機能しなくなったときには意識は喪失することとなる。

これはいわゆる二重見当識とはどこが違っているのだろうか。二重見当識の場合、たとえば一方で自分は外国から多額の振込みをしてもらって大金を貯金していると確信しながら、一〇〇円、二〇〇円の小遣いを出してもらえるかどうかを看護師に日々汲々として交渉し、妄想を必ずしも日常生活に結びつけずに過ごせるような場合などが想像される。多くの場合、こうした二重見当識は時と場合によって揺らぎ、日常生活は容易に妄想側へと傾いてしまう潜在性を孕んでいる。しかしてんかんの場合、脳のかなりの部分が同期してしまい、通常の使用は困難になっているだろうと推察されるにもかかわらず、到来した症状への批判性は典型的には保持されており、本来の体験とは差別化されている。

脳の観点からこの相違をどう説明するか

統合失調症の幻聴の研究では優位半球の側頭部の問題を指摘する論文も多いが[2]、病識との関連で問題となるのは、前頭前野における上意下達系のチェック機能を扱った論文のほうである[3]。こうした論文の主張は若干ものごとを単純に表現しすぎる脳科学的物言いの通弊はあるが、統合失調症では幻聴という新たな感覚が創出されているのではなくて、もともと存在する内言と外から聞こえる言葉の区別がつかなくなることに問題があり、一次的な問題はこの区別を行っている前頭前野の問題である、というようにおおざっぱには要約できる。これとは対照的にてんかんの場合は、あたかも実際に外来性の刺激が触発する感覚と同様の感覚が（あるいは蒼古的色彩を帯びた通常の生活では体験しえない独特の感覚である場合もあるが）、当該の脳の部位の過剰機能に対応するかたちで産出されるのが一次的な症状である。つまり、統合失調症の場合には、声は新たに産出されているわけではなくて、考えが声のような性質を帯びてしまうのではないかというのが、こうした前頭前野一次病巣説の言い分ということになろう。

おもしろいことには、人の脳のさまざまな部位を刺激してその部位における感覚を誘発したペンフィールド（Wilder Graves Penfield）らの大部の教科書には、「幻嗅」、「幻視」、「耳鳴り」、「体感幻覚」などありとあらゆる感覚が誘発されているが、人の声は脳のどこを刺激しても容易に出現させることはできなかった[10]。さらに、実際のてんかんでも聞こえるのは耳鳴りや音楽であって、意味を持った人の声がてんかん発作として聞こえることはきわめて稀である[6]。つまりは、統合失調症においては内言と実際の声の区別がつかなくなること、すなわち聞こえているのが実際の声ではないという病識の喪失は、その病態を一次的に構成する必須の特徴であって、むしろ一次的に病識が失われることから二次的に幻聴が派生しているとも表現しうるのに対して、てんかんにおいて産出される幻覚においては、それに対する病識の有無はあくまでも二次的な問題だと考えられる。

発作後精神病によるカプグラ症候群

もう少し別の角度から考えてみたい。われわれが対象と出会うと、志向性と呼ばれる構図が生成され、対象をそれと認識するわけであるが、統合失調症では、この志向性のあり方そのものの変化が問題とされてきた。そうであるとすると、変化した志向性を導きの糸として自らの志向性が変化していることを自己省察しなければならないことになる。考えただけでもこれはずいぶんアクロバティックな作業に思える。てんかんで産出される症状は、これと比べると明らかに自己省察ではなく、通常の対象認知に近いかたちで認識される。

しかし、たとえば側頭葉てんかんでしばしば観察される ictal fear（不安発作）においては、「人形の目が自分をにらんでいるように思える」、「いないとわかっているのに、ありありと誰かが後ろにいるように感じられる」といった訴えが聞かれ、これが重積状態となって長期間続くと、強烈な一種の離人感とともに対面する他者に対して拭いがたい違和感が生じて、対面するよく見知った他者が偽物に感じられる一種のカプグラ症候群が出現する場合がある。[7] こうした場合、自身の認識の側が変化を起こしているのであって、対面する他者の側が変化したわけではないという自覚が失われてしまうという意味では病識は失われている。こうしたケースがとくに重要なのは、これが局在性のはっきりしないいわゆる交代性精神病ではなく、aura continua つまりは直接的なてんかん放電の結果起こっている現象であるからであり、疑問の余地なくてんかんの直接的な症状であるからである。この症状は典型的には扁桃核の過剰放電の結果出現する。しかしこの場合でも、あくまでも変化の一次的原因は、対象の側に起こっており、志向性の構造の変化は、あまりに強烈な対象の側の変化に起因する二次的な現象ではないかと推察される。

もう一度確認してみたい。当然のことであるが、出会われる対象の側がなんらかの理由でふつうではないと感じられても、それは病識ではない。病識はあくまでも、自分がふつうではない、自分が病んでいるという自覚のことをいう。では、ここでの自分とは何か。右側の頭頂・後頭葉の脳損傷でよく観察される、半側視野が実際には見えていないのにそれに気づかない疾病否認にもう一度戻ってみよう。この場合、対象は「半側視野が見えていないこと」であるが、通常の志向性の構図とはかなり違っているのがわかる。志向性はふつうは「〜についての意識・認識」であるが、この場合は「『〜についての意識・認識』が欠けていることとの意識・認識」が問題となっており、そういう意味ではメタ認識が問題となっているといえる。つまり、病識において問題となっているのが自意識の問題であることに立ち戻れば、これも広い意味では病識の喪失と呼べることになろう。

病識のヒエラルヒー

それでは、先ほどの強烈な離人症のためにカプグラ症候群が出現した側頭葉てんかんの例と、統合失調症、疾病否認における病識の構図を、自意識の問題という観点から再度比較してみたい。側頭葉てんかんについては扁桃核の過剰放電による親近感の変容、半側視空間無視については劣位半球後方の損傷による注意機能の障害が、病識が失われたことに対する説明仮説としてごく単純化すれば挙げることができる。統合失調症に関しては、信頼性は前二者と比べてもさらに劣るが前頭前野の問題がとりあえずは考えられ、脳科学的な局在論としてはいずれにしても大きな共通性は想定できない。

あくまで仮説にすぎないが、これら三者で生じている現象をもう少し詳細に眺めてみたい。まずはてんかんにおけるカプグラ症候群の例では、扁桃核の過活動のために出会われた対象がすべて新奇なものに価値づけされることが病態の本質である。この価値づけは、対象の認知が成立する際に同時に成立するのであるから、これは一種の錯覚であるともいえる。すなわち、ここでは知覚そのものの問題から妄想が生じているので、この場合にはいわゆる二分節性がない[11]。半側視空間無視に関しては、たずねられれば見えていないものを見えていると主張されることもあるが、見えていないことに気づかない一種の錯覚がここでも本質であり、いうまでもなく、ここにも二分節性はない。対照的に、妄想性障害や統合失調症の場合では、「布団が動いている」というわれわれと共通した知覚は問題なく成立し、これに「若い女がやってきて、夫と布団の中で性的なことをしている」という解釈が加わるという二分節性が存在する。

しかし、半側視空間無視の場合、錯覚の対象は認知の流れからいえば、より末端の知覚に近いレベルにあるのに対して、離人感に起因するてんかんのカプグラ症候群の場合では、より「私」に近いところに錯覚の対象があるように思われる。さらにいえば、統合失調症や妄想性障害の場合では、「私」のどまんなか付近で何かが起こっていそうである。なぜこうした印象をわれわれは受けるのか。

メシュラム（M. -Marsel Mesulam）は、末端の知覚器から入力された外界の印象が次第に統合されていく経過を四段階に分け、①一次感覚領野→②領域特異的連合野（上流）→③領域特異的連合野（下流）→④領域横断的連合野、というヒエラルヒーを提唱している[8]。たとえば視知覚については、①では刺激が入ってきた入力経路に沿った刺激の受取りが行われ（左視野は右内側後頭葉といった具合に）、②では色や形などが刺激の物理的性質に沿ってマッピングされ、③では相貌認知や物体認知などより高度な認知が行われ、④では視覚領域以外のさまざまな知覚がともに統合されるウェルニッケ領野や海馬・扁桃核領域が挙げられている。詳細は述べないが、このヒエラルヒーは、いわゆる表象を生ずる③以降の双方向性の再入力によって駆動される領域[1]と、②より末端の一方向性の知覚ポートとして作用している領域の質的段差を考慮していない点、さらに、④が本当に最も上流に位置するのかという点で納得ができないところがあるが、少なくとも半側視空間無視で問題となっているのは、知覚入力ポートの部分であって、「私」を構成するところからはずいぶん遠いところにあるのはまちがいない。これと比べると、発作性恐怖が重積するてんかん発作重積状態によるカプグラ症候群はより上流に、統合失調症の妄想は最上流に位置することになるように思われる。

ヤスパースの復権

ヤスパース（Karl Theodor Jaspers）は、失語・失行・失認などの局在性が高く、脳の特定部分の障害によって損なわれる機能を道具性の機能と呼び、感情や意識などの精神そのものの中核を担う機能と区別して、御者と馬車の関係、あるいは主人と主人に使われる道具の関係になぞらえた[4]。脳において脳に還元され尽くさない精神への遺留分を残したのは、二〇世紀の哲学者としての譲れぬ一線であっただろうと思われる。しかし、その後の局在論の進展を通して、主人の性質、あるいは精神そのものの性質と考えられていた記憶・感情・意識の局在化が進み、ヤスパースの二元論は正当性を失ったかにみえていた。

しかし、二一世紀のエーデルマン（Gerald Maurice Edelman）らの意識論は、知覚からの、あるいは運動器への入出力系を担う領域と、「私という現象」が発生する領域とを質の違う次元として捉え直し、ヤスパースの二元論を機械論の枠組みのなかで新たに再考可能とする視点を提示している[1][5]。メシュラムのヒエラルヒーを知覚から「私」への距離で組み直し、そのなかでの障害の位置どりを置き直してみようと思うときに、病識の問題は中心的な課題として再浮上してくるようにも思われる。

〔文　献〕

(1) Edelman, G. M. and Totoni, G.: *Consciousness. How matter becomes imagination.* Penguin Books, London, 2000.

(2) Hugdahl, K., Løberg, E. M., Specht, K. et al.: Auditory hallucinations in schizophrenia: the role of cognitive, brain structural and genetic disturbances in the left temporal lobe. *Front. Hum. Neurosci.*, 28; 1-10, 2008.

(3) Hugdahl, K.: "Hearing voices": auditory hallucinations as failure of top-down control of bottom-up Perceptual processes. *Scand. J. Psychol.*, 50(6); 553-560, 2009.

(4) Jaspers, K.: *Allgemeine Psychopathologie.* 5 Aufl., Springer, Berlin, 1948.

(5) 兼本浩祐『脳を通って私が生まれるとき』日本評論社、二〇一六年

(6) Kanemoto, K., Mayahara, K. and Kawai, I.: The age at onset of epilepsy and aura-sensations: Understanding aura-sensations from the developmental point of view. *J. Epilepsy*, 7(3); 171-177, 1994.

(7) Kanemoto, K.: Periictal Capgras syndrome following clustered ictal fear. *Epilepsia*, 38(7); 847-850, 1997.

(8) Mesulam, M. M.: From sensation to cognition. *Brain*, 121(6); 1013-1052, 1988.

(9) 中安信夫「記述現象学の方法としての『病識欠如』」『精神科治療学』三巻一号、三三一―四二頁、一九八八年

(10) Penfield, W. and Jasper, H.: *Epilepsy and the functional anatomy of the human brain.* Little Brown,

Boston, 1954.
(11) Schneider, K.: Ueber Schwachsinnige und die Strukturanalyse ihrer Psychosen. *Dtsch. med. Wschr.*, 74; 893–895, 1949.
(12) Tadokoro, Y., Oshima, T. and Kanemoto, K.: Interictal psychoses in comparison with schizophrenia--A prospective study. *Epilepsia*, 48(12); 2345–2351, 2007.

第Ⅱ部　意識と解離

13

意識障害とその展望

はじめに

精神科領域において意識障害について論じようとする場合、臨床的有用性を重視するのか[17]、それとも意識という概念そのものに取り組もうとするのか[14]によって、論じられるべき対象に若干の齟齬が生じてくる。たとえば、アンリ・エイ（Henri Ey）の意識野[6]という概念を突き詰めて考えると、現前の成立という哲学的な議論が必然的に必要になってくるし、したがって、統合失調症のある種の病態をも意識障害の範疇において考える必要が出てくる。統合失調症を意識障害論の範疇で論ずるのは、より神経学的な意識障害論の方向に親和性を高めている昨今のわれわれの医学的な思考の流れからは違和感があるが、意識障害を現前の成立の問題として広く考える立場は、精神医学においては実際は伝統的であって、そもそもクレペリン（Emil Kraepelin）の意識障害論には「外的刺激を内的印象に変化させる過程」の障害という文言がみられ[19]、マイヤー・グロース（W. Mayer-Gross）はクレペリンのこの考えを外的印象を一定の意味を帯びた内的印象に変化させること、すなわちゲシュタルト形成することであると再定義してより明確化している[21]。ゲシュタルト形成とは現前の成立という概念と実際にはきわめて近い。

しかしながら、意識障害という言葉を臨床で用いる場合、統合失調症における現前の成立の揺らぎまでをその範疇に入れると実際上の使い勝手は悪くなってしまう。その理由は、意識障害という術語には、外因性・器質性の障害を鑑別するという役割が医学においては伝統的に割り当てられてきたからであり[17]、意識障害が存在すると判断することはしばしば外因性の障害であるという意味を含意してきたからである。この点に注目し、意識障害を急性一過性の大脳機能全般の不全症候群として捉え直そうとする試みも古くからあり、ボンヘッファー（K. Bonhoeffer）の急性外因反応型、ＤＳＭ－Ⅱの器質性脳症候群 organic brain syndrome の急性型といった概念はそれぞれカバーする範囲に微妙なずれはあるものの、いずれも器質性であること、急性一過性の状態であること、脳の特定の部位に限局した病巣によるものではなく脳全体の機能低下によるものであることなどで枠づけられる病態を一つにくくって検討することで、意識障害という言葉を巧みに回避しつつ、急性に出現した逸脱行為あるいは行動異常が器質因を持つ場合の特徴を抽出して、心因性や内因性の病態とそれとを弁別する手助けにしようとするものであった。

こうした接近方法はたしかに意識という困難な用語を回避しうる利点があるが、意識という概念は法体系を含めたわれわれの近代社会の成立にきわめて深く関与しており、意識障害の概念を回避した場合、実践的にはきわめて使い勝手の悪い分類体系が出現してしまう場合がある。

意識論は、昨今、本邦においても盛んに論じられており、たとえば神経心理学の視点から大東祥孝による卓抜な総説が発表されている。[22] 神経心理学的な立場からの総説としては大東の論考は非常にスタンダードで現時点でのこのトピックに関する話題はほぼそこで尽くされているといってもよい。したがって、屋上屋を重ねないために、本稿では臨床実践において意識障害概念への取扱いの問題が混乱を引き起こしている具体例を、せん妄と新国際てんかん発作分類を例にとって提示し、そのうえでエイ、ダマシオ（Antonio R. Damasio）、エーデルマン（Gerand M. Edelman）の意識論を題材にして各論説への批判的な展望を行った。

DSM－Ⅳのせん妄概念

精神医学において意識障害を論ずることは、神経学において意識障害を論ずることと比べて格段に難しい。それは歴史性を抜きにしては疾病の概念そのものを見失ってしまう可能性がある精神医学の学としての本質と関係しているのではないかと思われるからである。その端的な具体例は、DSM－Ⅳ[1]におけるせん妄概念の問題であろう。DSM－Ⅳのせん妄概念は、リポウスキー（Zbigniew J. Lipowski）のせん妄概念[20]に範をとるものであり、翻ってそのリポウスキーのせん妄概念は、アメリカ精神医学会による一九六八年のDSM－Ⅱにおける器質性脳症候群 organic brain syndrome の概念の批判的継承であるといってよい。器質性脳症候群というのは、直接的な大脳の巣症状の結果として説明することはできないが、脳障害の結果出現したと考えられる精神症状を、原因のいかんにかかわらず統括する用語として考案されたものであり、エイの均一性解体に近い概念であるともいえる。問題はその下位分類であって、器質性脳症候群は、精神病性と非精神病性、急性（可逆性）と慢性（非可逆性）という軸によって四群に分けられるきわめて単純な構図となっている。

この分類法の一つの特徴は、精神病性という術語のきめの粗さである。精神病症状の明確な定義は行われていないが、それが幻覚ないしは妄想のことだと単純に理解するとすれば、もうろう状態や傾眠とせん妄は別個の大項目に分類される可能性がある。リポウスキーは、少なくとも急性精神病状態に属するような病態とせん妄に属するような病態が混同されないような新たな器質性脳症候群の分類を考案し、症候性機能性症候群（統合失調症様症状やうつ病様症状など）、大脳局在症候群（失語、失行、失認や健忘症候群など）、全般性認知機能障害（せん妄、認知症、通過症候群など）の三つの大項目を立てた。リポウスキーの体系では、神経心理学的な巣症状を器質性脳症候群に加えたこと、急性であっても慢性であっても機能性精神症状に相当するような症状（DSM的に表現するならば、身体疾患に基づく気分障害および幻覚・妄想の項目がこの病態に当たると思われる）を一括して一つの大項目としたこと、同じく急性・慢性のいかんにかかわらず、上記二つの器質性精神症状を除外するという条件づきで全般性認知障害を伴う器質性脳症候群 organic brain syndrome with global cognitive impairment という大項目を立てたことの三点がDSM-Ⅱとの大きな相違点である。つまり、リポウスキーは、DSM-Ⅱの器質性脳症候群の概念をいったん拡張したうえで、全般的な認知機能障害を伴う器質性脳症候群へとＤＳＭ－Ⅱの器質性脳症候群をより限定したかたちで囲い込んだ狭義の器質性脳症候群を考案したともいえよう。

このように広義と狭義に使えるように仕上げられたリポウスキーの器質性脳症候群の概念において狭義の器質性脳症候群は、delirium、subacute amnestic-confusional state、dementia という急性・一過性から慢性に至る異なった経過群を下位分類として含んでおり、実際には、意識混濁、通過症候群、認知症にそれぞれが対応する図式となっている。リポウスキーのせん妄では、幻覚や妄想などの産出的症状は必須ではなく、失見当が症状の中心であるとされ、意識混濁全体をカバーする広い意味を持った術語として定義し直されており、この点だけを抜き書きすれば、ＤＳＭ－Ⅳのせん妄概念はこれを踏襲している。しかし、リポウスキーの考えの要諦は、あくまでも彼の器質性脳症候群の概念全体の見取り図のなか、すなわち、認知症から通過症候群、そしてせん妄に至る構図のなかで理解できるものであって、リポウスキーにおけるせん妄理解が、結局は急性・一過性の認知症を表現しており、「意識障害」という当面定義の困難な概念を迂回するために考案されているという視点がないと、全体として意味をなすパズルの一つのピースだけを抜き出したようになってしまう。

ＤＳＭ－Ⅳは、まさにリポウスキーのせん妄概念がどのような全体的構成のもとで有効であるかという視座を欠いている。そのため、何と何を比較したために、もうろう状態から傾眠状態、さらには古典的なせん妄までをも含む病態をリポウスキーがせん妄という一つの用語で代表させたのかが見失われ、定義のなかに意識障害という用語を不用意に復活させてしまっている。リポウスキーのせん妄概念はそれ自体としては有用であり興味深い論点を含んでいるが、せん妄概念の発展史を背景とする場合、リポウスキーの用語法自体が例外的な使用法であるのに、ＤＳＭ－Ⅳのようにこれを元来の文脈がわからないようなかたちで切り出して用いると、従来のせん妄概念と衝突して大きな混乱を呼ぶことになる。

精神現象にかかわる障害を取り扱う場合、それを定義する概念を提出しようとすれば、単独でそれを定義することは基本的には困難で、概念の枠組み全体をある種の体系として提示する必要があるという特徴がある。すなわち、ヘッド（H. Head）[10]が前世紀の初頭に失語症の分類に関して指摘しているように、基本的に神経学に最も近い失語症においてすら、特定の立場ないしは考え方から独立して普遍的な立場に立つことが可能かどうかがすでに一〇〇年前から問われているのであって、名づけられることによって名づけられたことがらが生ずることこそが精神科疾患において歴史性への目配りが必須の構成要素となることの理由なのだと思われる。

てんかん新国際分類における意識障害概念の消滅について

二〇〇一年から二〇一七年に至るまで改訂の議論がなされたてんかん新国際分類[11][12]では、さまざまな論点が出たが、とくに発作分類についてその最大の焦点は、「意識」概念の排除についてであった。成人におけるてんかん発作において、治療上最も重要なてんかん発作の一つでありつづけてきた複雑部分発作という概念が新分類では削除された。当初案では、その代わりとして複雑部分発作は、直接観察可能な、運動過剰とか口部自動症といった特徴を分類原理とする新たな発作型へと解体されたが、その非現実性のゆえに、紆余曲折ののち、最終的には「意識障害を伴う焦点性発作」というもとに近い定義に戻っている。複雑部分発作の概念の要諦は、けいれんを本質的な要素としない焦点性発作であって、かつ「意識が発作中に減損していること」である。意識が発作中に減損しているかどうかは、大部分の臨床実務においては、発作を体験した人への病歴聴取と周囲にいて発作を目撃した人の目撃証言を合わせた推測によって判断を行う。たとえば奇異な行動をしているのにそれを本人は覚えていないといった事態の確認は、意識障害を疑わせる代表的な指標の一つである。しかし、この指標は十分な精神発達が実際には前提とされているもので、たとえばもともと乳幼児などではこうした意識の有無は確認困難である。結果として、小児科領域においては、複雑部分発作は従来から観察可能な運動と実質的には置き換えられてきたのであって、小児科と精神科における複雑部分発作の概念の微妙な齟齬とそれをめぐってのこれまでの潜在的・顕在的対立はきわめて本質的な問いかけを実際には含んできたのである。

そもそも意識概念の新分類における回避は、グルーア（P. Gloor）の意識論[9]、リューダース（H. O. Lüders）の発作脳波同時記録を基にした発作分類試案などにおいて北米を中心としてすでに幾度も主張されてきたものであって、思想背景としては、直接観察可能な行動異常あるいは認知機能障害の記載の積み重ねによって、意識概念は不要になるという随伴現象論 epiphenomenalism に裏打ちされている。意識の概念を回避して観察可能な症状のみでてんかん発作を記載するのは一見いかにも科学的であり、妥当性の高いことのようにみえる。しかし、現実の問題としてはほとんどの場合、実際に発作をビデオで撮影することはできず、診断は本人と周囲の人の証言による心象を積み重ねていくしかない。さらにより本質的な点としては、個々の発作は実際にはさまざまな異常行動の組み合わせから成り立っているのであって、せん妄がそうであったように、単純な観察をどれほど積み重ねてもそれだけで発作を分類することはできず、特定の線引きは特定の立場があってはじめて可能となるのである。二〇〇一年国際分類を厳密に適用すると、かつて複雑部分発作が占めていた位置には、単なるバラバラの記載の羅列が生ずるのであって、この国際分類案は、てんかんの外科手術を行う場合の発作脳波同時記録時を除いて旧来の発作概念にいったん翻訳して使用することでしか実地の使用には対応できない現状があった。

人において、人としての「意識」として事態を把握することの実務的な意味は大きい。「意識」が減損しているあいだの事態に関して、当該の人がひとつづきの人格として責任を持った主体であることは期待されないことが合意されるからである。意識という概念を回避して、当該の人が当該の発作中、われわれと同じ世界内存在にとどまっているかどうかを表現することはきわめて困難であり、複雑部分発作の概念は、法医学的な証言力、さらには実生活における衝撃度などを比較的よく表現しているという点で、その有用性は高い。たしかに「意識」という概念はわれわれが首尾一貫したひとつづきの人格として存在しているという予断を前提として成立している概念ではあるが、この予断を排除して成立した概念は、とりあえずは現実的な有用性を失うのである。このことは、後で触れるエーデルマンの主張が投げかけている問題の大きさを予見させる。一〇年以上の激しい議論の結果、再び「意識」の概念が復活を遂げたのは、ある意味、実践的には必然のことであったと思われる。

アンリ・エイの苦闘

精神科における意識ということを考える場合、アンリ・エイの晩年の苦闘に言及しておくことは意味のあることのように思われる。[6][7] エイの苦闘の最大の原因は、まさに脳によって引き起こされる意識の障害と、私は世界をどのように経験しているかを学問する現象学とを接合しようとした企図そのものに端を発していると思うからである。この発想は、器質的な大脳疾患における意識障害を取り扱う精神科医であれば、前世紀においてはきわめて自然な発想であったことは想像に難くない。現象学は基本的に、「意識に直接現れることがらのみを対象とする」学問である以上、意識というものの性質についてこれほど端的に教えてくれそうな学問はほかになさそうだからである。

脳の科学とこころの科学を統合しようと試みる際に常に問題となるのは、チャーマーズ（David Johon Chalmers）が脳科学におけるハードプロブレムとして近年総括した問題、すなわち、「私にとって世界はどのように今、主観的に経験されているのか」ということと「一定の心的現象が脳におけるどのような物質的なプロセスと相関しているか」ということとを心身並行論的に論ずることの妥当性である。しかし、エイはこの点についてては主題的に論じてはいない。その結果、エイの議論においては、心身並行論的に容易に論じることのできそうな機能である覚醒性に類する事象とハードプロブレムに属する再帰性意識、さらにはまず問題の水準設定から考えはじめなければならないであろうフロイトの無意識[8]までが留保のないままにひとつづきで論じられており、このことはさまざまな混乱の遠因となっている。

エイの試みにおける現象学との接続の際に生じている具体的な問題の一つは、近代社会が成立するための前提となっている自己というもののイメージとかかわることがらである。少し前世紀的に聞こえる議論を我慢していただきたいが、現象学においては、たとえば目の前のバラを見たときに、バラという現前が構成されるのと同時にバラを見ているのは私であるという自覚が不即不離に生ずるのであって、両者は現前しているものにおいて不可分の契機を構成していると理解され、たとえば現前の対象側（見られる側）の極をノエマと呼び、主体側（見る側）の極をノエシスと呼んだりするわけであるが、この際、問題となるのはこの主体側がどのようにイメージされているかである。ノエシスとは通常われわれが「自己」という言葉で抱いているイメージとは大きく異なったことがらを表現しているからである。ノエマを単純に対象、ノエシスを単純に主体と考えてしまうと、過去と現在と未来のなかでたとえば自分の行った行為に対して責任をとることが可能であるような、生まれてから死ぬまでのひとつづきの自分といったものをイメージしてしまうが、とりあえずはノエシスという術語によって表現される主体とはそうではなくて、われわれが対象を認知するたびごとに生ずる一種の効果のようなものであって、過去から現在、未来に向かって、この自己になんらかの連続性があることが自動的に前提され、あるいは保証されているような何事かではない。

エイは、意識から、縦断的・通時的な自己意識 conscience de moi と意識の今を構成する横断的・共時的な意識野 champ de la conscience という契機を抽出し、両者は意識の構成極 constituant と被構成極 constitué であって、健常な状態では不可分に結びつきあって現前を産出すると紹介している。しかし、ここにすでに論理の飛躍があるのであって、意識の構成極であるノエシスは、決して自動的にそのまま縦断的・通時的な歴史性を担った自己意識と等値できるわけではない。この理論的な間隙は単なる理屈のうえでの問題にはとどまらない。エイは、彼のいう自己意識および意識野の具体的な障害の例として、自己意識の障害としては、神経症→統合失調症→認知症へと至る系譜を、意識野の障害の系譜としては、躁うつ病→錯乱・夢幻精神病（非定型精神病）に至る系譜をそれぞれ挙げている。しかし、たとえば、統合失調症においては現前の成立が揺らいでいるのであって、その点では意識野の成立に本質的な問題がある。せん妄と統合失調症では、現前の成立の揺らぎ方に根本的な相違があるのはまちがいないが、世界内存在としての現前が通常のかたちでは成立しなくなるという一点において両者は共通している。意識野という概念が、現前の成立と重ね合わされるとするのであれば、ノエシスの問題というのは意識野の問題であって、エイ的な自己意識に必ずしも無条件で重ね合わせることができるわけではない。

二つめの問題は、記憶とかかわる問題である。現象学には構造的に記憶が欠けている。それは意識と記憶とが基本的には相互排除的だからである。ジョン・ヒューリングス・ジャクソン（John Hughlings Jackson）はその意識に関する心身並行論のなかでみごとにそのあたりの事情を叙述している。[15][16][18] ジャクソンはその論文の一部で命題的言語の成立（より正確にいえば言語的な構え）と再帰性意識（バラを思うときに、バラを思っているのは自分だと自覚するような意識）を重ね合わせて考えており、そのなかで、外界から刺激が与えられた場合、それに対していくつかの応答の候補が並列的に励起され、そのなかで最も適切なものが適者生存の競争に競り勝って、意識上には「まるで青天の霹靂のように」その途中経過を省いたかたちで最終的な結果だけが出力されるイメージを提示している。

こうしたイメージは、現在かなり普遍的に使用されているプライミングと呼ばれる手法を先取りしているようにも思える。プライミングの手法（そのなかでも間接プライミングと呼ばれている手法）とは、たとえばキリンを見たときに、キリンに先行して象を見ていたほうがキリンをキリンだと認識するための時間が短縮されるという観察に基づくものだが、プライミングの手法においてはキリンとともにキリンのようなものが活性化されることに重点が置かれているのに対して、ジャクソンは並列的に励起されるキリンのようなものからキリンそのものが析出されること（つまりはキリンの側）に重きを置いてこの事態を注目したのだといえる。すなわちジャクソンは、意識が成立することとは、さまざまなキリンに関連することがら（たとえば、象、ライオン、アフリカ、切り干し大根、キムタクなど）とキリンそのものとのあいだに決定的な差異がつくりだされることであり、最終産物として意識に表示された掛け値なしのキリンには、それに先行して無意識的に活性化されたキリンのようなものとは異なるなんらかの特権的な価値が付与されると考えた。このようにして成立した意識は、一時に扱える情報が極端に制限されていること、また線形性を示すことといった特徴を示し、こうした特徴を示す意識とは、領域横断的ワーキングメモリを意識と等値して考える現代の苧阪直行の考え[23]や、ひいてはダニエル・デネット（Daniel Clement Dennett III）[4]の考えを先取りするものであったともいえる。

記憶をシナプス連結および連結されたシナプスの加重の総体と並行させて考えるとすれば、記憶はわれわれにとって常に潜在的なものであって、そのかぎりにおいて顕在化されたワーキングメモリとは相互排除的である。記憶はそのままのかたちで取り出し可能なようにすでに脳のなかで符合化されているわけではないという意味で、この潜在性という点は重要である。つまり、意識上に顕在化された時点ではじめて、記憶は事後的にその場で実体化するのであって、意識上で実体化されるまでは記憶は脳のなかには存在していないのだともいえる。記憶のあり方は、句読点がなく、外界や内界の刺激に対応して必要に応じてそのつどそこに句読点がつけられ、意味のある情報として実体化される。フロイトの無意識の領域が記憶にあるとすれば、それはたとえば海馬や前頭葉内側面などに解剖学的に局在化されるようなものではなくて、それまでの個体のすべての体験の痕跡の集大成としてのシナプス連結およびシナプスの加重の持つ潜在性である。

ダマシオと身体感覚としての意識

ダマシオが主張するように、「人間精神を構成する観念の対象は身体である」（エチカ第二部定理一三）というスピノザの定理は、たしかに読みようによっては、ダマシオの意識論の核心部分と重なり合う(2)(3)。ダマシオにおいて意識の原始的な核は、身体感覚の再代理、あるいはより正確に表現するならば、身体内部の変化に対する価値判断を伴ったモニターなのであり、これがダマシオにおいては情動と重ね合わされる。人間精神を構成する観念というスピノザの表現を意識と等値して考えるならば、スピノザの定理は意識の対象は身体であると言い換えることができ、これはダマシオの表現と重なり合う。この際の身体感覚とは、しかし、個々の身体感覚の変化というよりも、情動がそうであるように、いわば身体全体のありように対する価値判断であって、そういう意味ではかつてのセネステジー（共通感覚）という考えに近い。

ダマシオは、覚醒性が保持されているにもかかわらず意識が障害されている状態のプロトタイプとして、無動性無言とてんかんにおける自動症を取りあげている。興味深いことに、遁走のような目立った自動症を生ずるてんかん発作のプロトタイプとしてダマシオは、複雑部分発作ではなく欠神発作を挙げている。公平にみてこの選択は自動症を問題にする際に若干違和感のある選択である。たしかに欠神発作においても自動症が出現しないわけではないが、その程度および頻度は複雑部分発作と比較するとはるかに小規模で臨床的な問題となることはほとんどなく、遁走のような自動症が通常の欠神発作において出現することは例外的である。

ダマシオは明言してはいないが、にもかかわらずこうした選択が行われた一つの理由は、複雑部分発作という病態が欠神発作と比較して、きわめて複合的であるという事情によるものではないかと推察される。グルーアが指摘しているように、複雑部分発作は、記銘力、言語機能障害など、さまざまな機能障害がさまざまな程度や組み合わせで出現するモジュール的大脳機能の障害に相当部分まで解体可能なのであって、すでに触れたように、実際に二〇〇一年のてんかん新国際分類では、複雑部分発作は個々の逸脱行為や高次認知機能障害へと解体され、統一的な「意識」が取りあげられなくなるという一幕もあった。そういう観点に立つ場合には、複雑部分発作は、個々のモジュール的高次大脳機能の総和を超えた意識なるものをとりあえずは想定しなくても科学の観点からは差し支えがないという随伴現象論に一定の論拠を与える事象であるようにもみえる。

この点、欠神発作（定型欠神発作）では、そうした要素的なモジュール的機能障害に還元可能な側面が容易には浮かび上がってこない。その脳解剖学的な対応関係は、視床—皮質路と強く関連しているとされるが、発作が常にそこから起始する特定の皮質の部位が決まっているわけではない。さらに欠神発作が長時間持続する重積状態においては、著しい発動性の低下がその症状の前景を占め、無動性無言に近い状態となる点もダマシオのモデルに都合のよい点である。

しかしながら、欠神発作や無動性無言における意識障害には、まとまった行為として受け取ることができるほどの自動症は欠けており、いわば注意機能を含めた拡張された網様体賦活系 Extended Reticular Thalamic Activating System: ERTAS の障害として理解することも可能である。ダマシオがモデル症例として、意識が障害しているにもかかわらず一定の行動の意図の存在を推察させる自動症を示す症例を選択したのはERTASの障害に還元できない意識障害が存在することを提示するためであったとすれば、やはり欠神発作をモデルとして選択するのは不適切であったと思われる。情動との深い関連という点から考えても、どこまでその系が障害されるといわゆる意識障害が出現するのかという難問をクリアする必要はあるが、モデル症例としてはやはり複雑部分発作における意識障害こそがダマシオ理論にはふさわしいように思われる。前頭葉起源にせよ側頭葉起源にせよ、海馬・扁桃核から帯状回・眼窩脳へと至る大脳辺縁系は、情動を司り、さらには十分に原始的でダマシオのいう中核意識 core consciousness という概念に適合しているからである。

次に論ずるエーデルマンの意識論と比較すると、ダマシオの意識論は、私という現象の連続性に関して曖昧な点がある。ダマシオは、哲学者のスピノザ（Baruch De Spinoza）から「自己の有に固執しようと努める力」を表現するコナトゥスという概念を援用し、私という現象の一貫性を表現しているが、ダマシオは私という現象とそれを効果として成立させる脳のはたらきを区別しない。その結果、ダマシオの著述においては私という現象がコナトゥスを通して連続性を持って成立しているかのような印象がもたらされることになる。

随伴現象論の旗手としてのエーデルマン——連続しているのは脳だけである

随伴現象論 epiphenomenalism というのは、意識という現象を機関車における汽笛のようなものと考える立場である。汽笛は蒸気機関車の蒸気機関が作動する場合に随伴現象としてわれわれの耳に聞こえるが、列車の運行にはなんら本質的な役割を果たすわけではない。私という現象として感じられる意識も同様に、脳のはたらきに随伴して生ずるが、脳のはたらきそのものに対してなんらかの実体的な作用を及ぼすような性質のことがらではないというのが随伴現象論である。すでにてんかん新国際分類の項で触れたように、このことが示唆する意味はきわめて大きい。

第一に、私という現象の連続性がエーデルマンにおいては明確に否定される[5]。因果律を持って連続しているのは脳のはたらきであって私という現象のほうではないとエーデルマンは主張する。スピノザの本来の意味でのコナトゥスは、エーデルマンの主張にきわめて近く、そこで持続しているのは脳のはたらきのみであるが、ダマシオのコナトゥスには、こころは脳と不即不離に一体なのだから、脳が因果的に連続しているということは、こころも因果的に連続しているのだといった一種のオプティミズムを感じさせるところがある。ダマシオとは対照的に、エーデルマンは、こころと脳をとりあえずは二元論的に提示したうえで、脳からのこころの独立性を完全に否定する。したがって、エーデルマン的には、私たちが主観的にこころと感じている現象そのものは、そのときそのときの脳のはたらきの単なる反映であって、私という言葉でわれわれが通常連想するような自我とか自己とかいった連続性は存在しない。私という現象にはそもそも連続性はないのだから、たとえば私たちが、死という私という現象の断裂を恐れるのも一種のユーザーイリュージョンによる錯覚にすぎないことになるだろう。

エーデルマンにおける意識の原型は、基本的にはバインディング（結びつき）と再入力のうちにある。この図式はすでに繰り返し指摘してきたが、デネット以下多くの機械論的な意識論において共通して見出されるものである[18]。特定の「中枢」の機能としてではなく、結びつきとして生ずる効果なわけであるから、当然、エーデルマンの意識はその瞬間瞬間において使用される脳の基盤が異なることになる。この固定された基盤に対して生ずるものでないという性質を捉えて、エーデルマンは意識の原型をダイナミック・コアと名づけている。具体的にはこのダイナミック・コアの脳的な中核を担うのは、視床と大脳皮質相互、さらには視床内・大脳皮質内における再入力によるバインディングである。テレビの画面を意識になぞらえると、画面を構成するのは再入力によるバインディングから生成されるダイナミック・コアであり、画面全体の色調やきめの粗さを調節する調節つまみのような機能をエーデルマンは価値系と呼んで、たとえばドーパミン系とかノルアドレナリン系とかセロトニン系などに担わせている。

こころは脳か

多くの医学者にとって、こころは脳か、という問いかけは、現在、疑問の余地なく〝Ｙｅｓ〟と答えられるものであろう。エーデルマンの意識論は、こうしたわれわれの現時点での多くの実感を的確に表現したものであるといえる。しかし、それでも私が最後に問いとして残しておきたいのは、動物の意識と人の意識とのあいだに本質的な断裂は存在しないのかという若干時代錯誤的に聞こえるであろう論点である。エーデルマンは複雑系の理論を引き合いに出して、絶えず異なった神経組織の賦活に依拠しながら、それでも同一性を保つプロセスとして意識を描き出したが、この同一性はそれでもやはり、「キリン」の同一性ではなくて「キリンのようなもの」の同一性ではないのかというのが私の長年の問いである。つまりは、「キリンのようなもの」が「キリン」へと切断されるときに、本質的なシステム変換が起こり、動物とのあいだに裂け目が生じたのではないか、したがって、言語的な構えは人というシステムの発生にとって量的にではなく質的に本質的ではないかという一種のロゴサントリスム（言語中心主義）へのこだわりである。

こうした立場がさまざまな批判を受けており、今や前世紀的で保守的スタンスであることはよく承知している。しかしそれでも、脳とこころの和解はそれほど容易なことがらであるとは私には思えない。連続しているのは脳だけであるというエーデルマンの言葉には強く共鳴しながらも私がそう感ずるのを止めることができないでいる抵抗感の一つの源泉は、「キリン」と「キリンのようなもの」の差異へのこだわりである。

〔文　献〕

(1) American Psychiatric Association: *DSM-IV Diagnostic and Statistical Manual of Mental Disorders*, fourth edition. Washington, 1994.（高橋三郎、大野裕、染矢俊幸訳『ＤＳＭ－Ⅳ　精神疾患の診断・統計マニュアル』医学書院、四三九―四三二頁、一九九六年）

(2) Damasio, A.: *The Feeling of What Happens: Body and emotion in the making of consciousness*. Harcourt, Brace San Diego, 1999.

(3) Damasio, A.: *Looking for Spinoza: Joy, sorrow, and the feeling brain*. Harcourt, Florida, 2003.

(4) Dennett, D. C.: *Consciousness explained*. Penguin Books, London, 1993.

(5) Edelman, G. M.: *Wider than the sky: The Phenomenal Gift of Consciousness*. Yale University Press, New Haven and London, 2004.

(6) Ey, H.: *La Conscience*. Descle De Brouwer, Paris, 1963.（大橋博司訳『意識１』みすず書房、一九六九年）

(7) Ey, H., Ajuriaguerra, J., Hécaen, H.: *Les rapports de la neurologie et de la psychiatrie*. Hermann, Paris, 1976.

(8) Freud, S.: Entwurf der naturwissenschaftlichen Psychologie.（小此木啓吾訳「科学的心理学草稿」『フロイト著作集７』人文書院、二三一―三二〇頁、一九七四年）

(9) Gloor, P.: Consciousness as a neurological concept in epileptology: A critical review. *Epilepsia*, 27(Suppl. 2); 14–26, 1986.

(10) Head, H.: *Aphasia and Kindred Disorders of Speech*. Macmillan, New York, 1926.

(11) ILAE Commission Report: A proposed diagnostic scheme for people with epileptic seizures and with epilepsy: Report of the ILAE task force on classification and terminology. *Epilepsia*, 42(6); 796–803, 2001.

(12) ILAE Commission Report: Glossary of descriptive terminology for ictal semiology: Report of the ILAE

task force on classification and terminology. *Epilepsia*, 42(9): 1212–1218, 2001.
(13) Kanemoto, K.: Epilepsy and recursive consciousness with special attention to Jackson's theory of consciousness. *Epilepsia*, 39(Suppl. 5): 11–15, 1998.
(14) 兼本浩祐「意識障害とは何か―精神医学的意識障害の再評価の試み」『精神神経学雑誌』一〇六巻九号、一〇八三―一一〇九頁、二〇〇四年
(15) 兼本浩祐「局在機能の総和を超えた『心』はあるのか　あるとすればそれは何処にあるのか―心的装置における連続量の断絶とJohn Hughlings JacksonそしてFreudの無意識」『精神医学史研究』八巻一号、五〇―五四頁、二〇〇四年
(16) 兼本浩祐「神経心理学と意識・知能の病理」『精神科治療学』一九巻一号、一一―一七頁、二〇〇四年
(17) 兼本浩祐「てんかんから見た意識」『精神神経学雑誌』一〇八巻三号、二三四―二三九頁、二〇〇六年
(18) 兼本浩祐「意識・ジャクソン・フロイト」中村雄二郎、木村敏編『講座　生命6』河合文化教育研究所、七八―一〇三頁、二〇〇二年
(19) Kraepelin, E.: Über den Einfluss acuter Krankheiten auf die Entstehung von Geisteskrankheiten. *Arch. Psychiatr.*, 11(2): 137, 295, 649, 1881; 12(2): 65, 287, 1882.
(20) Lipowski, Z. J.: Organic brain syndrome. In: Benson, D. F., Blumer, D. ed. *Psychiatric Aspects of Neurological Disease*. Grune & Stratton, New York, 1975.
(21) Mayer-Gross, W.: *Selbstschilderungen der Verwirrtheit: Die Oneiroide Erlebnisform*. Springer, Berlin, 1924.
(22) 大東祥孝「神経心理学の新たな展開―精神医学の『脱構築』にむけて」『精神神経学雑誌』一〇八巻一〇号、一〇〇九―一〇二八頁、二〇〇六年
(23) 苧阪直行「意識のワーキングメモリ仮説」『意識の認知科学―心の神経基盤』共立出版、一―二二頁、二〇〇〇年

14 解離という言葉とその裾野――「リスカ」「OD」「プチ解離」

メディアにおける解離と精神医学の解離

斎藤環[7]、香山リカ[2]といった一般メディアに直接対峙している精神科医の著作を紐解くと、解離の機制についての論述が盛んに行われている。これはインターネットで、たとえば解離、ゴスロリ、リストカット（リスカ）、大量服薬（OD）といった言葉が互いに密接にリンクしていて、一種の風俗となって多量に語られており、その結果、解離という言葉はすでに心理学的な専門用語ではなく、一般的な術語となっていることと軌を一にしていると考えられる。他方で、精神医学の専門誌では、解離性障害の特集は意外に少なく[1][4]、特集が組まれているときもその多くは解離性同一性障害、すなわち、いわゆる多重人格を中心とするものであって、斎藤や香山が扱っているような、解離の機制を主に利用してはいるが、臨床的には解離性同一性障害や全生活史健忘のような際立った解離性の病理を示さない病態については、これまでほとんど取りあげられてこなかった。

この乖離にはいくつかの理由があると考えられる。第一には、インターネットを中心としたメディアで流行の一部として取りあげられる精神医学的な診断、たとえばかつてのアダルト・チルドレンや現在のPTSDに対して一定の距離感を感じる精神科医は少なからず存在し、それと同様の「メディア」臭さを今や解離や多重人格という言葉が帯びていること、第二には、強迫と比べても解離は目立たないかたちで容易に用いることができる心理機制であり、臨床単位としての解離性障害でなく、心理的な構えとしての解離を問題とする場合、正常と異常の境が区切りにくくなること、第三にはそもそも解離性障害ではなく解離を問題とする場合、これは昨今急速に不人気となってきた力動的な精神医学と切り離せない概念であって[8]、生物学的なタームでは取り扱えない側面が大きいことなどがその理由として考えられる。

本論考でテーマとするのは、具体的にはリストカットや大量服薬、排出型の摂食障害などに伴って、目立たないかたちで解離性健忘が随伴したり、あるいは些細な心理的なストレスで容易に退行現象が出現し、また容易にそれが消失するような症例群であり、解離スペクトラムのうちでは解離そのものの程度は比較的浅いところに位置するような、いわば「プチ」解離とでもいうような病態である。こうした症例群は、DSM的に診断すると二軸診断の境界性人格障害に当てはまることも多いが[4]、その多くは典型的な境界例でそうであるような治療者との関係を患者との抜き差しならない個人的な関係へと持ち込もうとするかけひきや、たび重なる怒りの表出による扱いづらさが相対的には目立たない。

他方で、これらの症例は解離性同一性障害というには、解離している場面と解離していない場面の区別が明瞭でなく、「人格」と呼べるほどのまとまりを持った別人格を精神科医や臨床心理士の手を借りずに[3,6]自力で形成するだけの物語の展開力も持っていない。

本稿の目的は、香山が指摘しているように、古典的な多重人格[1,3,6]や全生活史健忘[5]とは異なった臨床的な相貌を示すこうした解離性障害を素描することである。

リストカット研究での経験から

われわれは、リストカットを行った通院中の患者をランダムに選び出して因子分析を行い、どのような因子がリストカットの原因となっているかについて五五症例をサンプルとして検討した[9]。最も大きな説明因子は気分障害と関連していて、比較的発症年齢が高い女性例にみられていたが、それに次ぐ二番目に大きな説明因子として、縫合を必要としない程度の浅い手首への自傷を繰り返す、いわゆる手首自傷症候群と関連すると考えられる因子が抽出された。第二因子は、自傷行為をしたことを覚えていない症例を少なからず含み、自傷後、軽い恍惚感や高揚した気分を体験すること、自傷に痛みを伴わないこと、さらに大量服薬（ＯＤ）と関連していた。われわれはこれを嗜癖としてのリストカット因子と名づけたが、リストカット（リスカ）、ＯＤ、「プチ」解離が、密接に関連して出現する症例群が存在するというわれわれの臨床実感を裏づける結果であった。さらに境界性人格障害は、この第二因子と強い相関は示さなかった。

この五五症例のサンプルのうち、大量服薬体験者は四六％、自傷行為への解離性健忘を確認できた人は一三％あり、またＤＳＭ診断で一軸診断のつかなかった人の割合は四〇％にのぼり、リストカット体験者には、一般的な精神科診断が当てはまりにくい症例群を少なからず含んでいることを例示していた。

症例

〔症例１〕二二歳、女性、事務員

家族歴：母親と祖母、姉はいずれも離婚歴があり、現在は女性だけで暮らしている。のちに母親にたずねたところでは、父親からあからさまな虐待や暴力行為があったという病歴聴取はできなかった。母親は看護師として働いており、少なくとも表面的には常識的な対応が可能な人である。

現病歴：中学二年生ごろから朝腹痛で学校へ行けなくなることがしばしばあり、内科で胃カメラ検査などを受けたが原因がわからず、勧められて臨床心理士のカウンセリングを受けた。しかし本人は内科からのカウンセリングの勧めを「たらい回しにされた」と被害的に受け取っている。中学三年生ごろから過呼吸発作も起こすようになり、高校生のときには飛び降り自殺も試みた。またリストカットの常習者となり、同時に大量服薬も何度か繰り返したといったエピソードも報告された。しかし、いずれもその詳細を本人は思い出すことができず、一定の健忘が出来事の想起に伴っていた。

高校卒業後、Ａ病院の精神科に通院するようになったが、昔のこと（パパが怖かったこと）を思い出して大量服薬をして、A病院の担当医に叱責されたのを契機に、A病院にも怖くて行けなくなったとの訴えであった。今回は大量服薬で救急病院に搬送され一泊入院した後、とくに身体的に問題がないので、そこから近い当院へ行くようにと指示されて来院した。

来院時の様子：顔をクチャクチャにして泣いており、ほとんど話ができない状態でつきそいのボーイフレンドと入室し、何かたずねようとするとイヤイヤをして首を振り、自分では話ができないので代わりにボーイフレンドに話を聞いてほしいと意思表示をする。しかし、強く促してボーイフレンドを退室させると、ときどき「ウェーン」と声を出して泣きながらではあるが、問診には応ずることができた。「今はすごく幸せなのに昔の怖いことをいろいろ思い出す」、「だけど、仕事のときは自分でも不思議なほど楽しく仕事ができる」などといったことを語り、ボーイフレンドが外に出ると意外なほどスムーズに話すことができるが、やりとりをしているうちに、気をつけないといつのまにか幼児を相手にするような話し方をこちらがしてしまいそうになる。

検査所見：甲状腺ホルモンなどを含め、血液学的検査に特記すべき異常はなく、脳波・MRIなどでもとくに異常は認められない。

経過：大量服薬で来院したので、薬は代わりに管理してもらえる人がいなければ出せないことを告げ、一度母親に連絡したいという旨を伝えると、「お母さんは嫌いだから連絡してほしくない」と駄々をこねるようにして訴えた。説得して母親を呼んだところ、本人が通い慣れたA病院へ通院することを希望したため、そのまま帰宅となった。しかし、本人はA病院には行かず近くのBメンタルクリニックを受診した。受診後三日目に薬局で買った鎮痛剤を大量服薬して救急病院に搬送され、Bメンタルクリニックの主治医の「大きな病院で入院をさせてもらうよう」という指示もあって、一〇日後に今度は母子で当直帯に当科緊急受診となった。当直担当医が、基本的に入院は緊急避難的な意味しかなく、入院して事態が劇的に改善する目処はないこと、外来で時間をかけてカウンセリングなどを中心に行っていくほうがよいことを説明した。本人は「家にいるのはイヤだから入院したい」、「外来で会社を休んでまでこんなところに来る意味はない」、「薬をもらうのはどこでも同じだ」と、入院できないなら外来を受診することには意味がないと主張するも、母親が当院通院を強く望んだため、次回予約を当直担当医が入れた。三日後に来院したときには、良いときと悪いときがあって、動悸、手の痺れ、わからなくなって暴れてまわりの声が聞こえなくなる、ときどき記憶が飛ぶといったことが訴えられ、本人の希望で臨床心理士によるカウンセリングを開始することとなった。

当初、知能が境界領域にあることも懸念されたため知能指数を測定したが、全ＩＱで九四と正常範囲であった。ロールシャッハテストでは、色彩カードを中心として反応の崩れがあるが、立ち直ることはでき、全体として衝動的な怒りに内側から脅かされるが、それを否認して外界に投影していることがうかがわれ、自身の感情への感受性の鈍麻が指摘されている。カウンセリングの予約をした三回目の来院の三日後に、薬局で大量に買い込んだ風邪薬を再び大量服薬して母子で来院した。不安になり「何もわかりたくない」と思って飲んだということで、何をたずねても「わからない」の一点張りでときどき幼児のような泣き声を上げる状態であった。母親の弁では、本人は「不安で自分がコントロールできないから入院したい」と希望しているとのことであった。胃洗浄と血液検査を行い、経過観察をしたがとくに意識障害なども観察されないため、担当当直医が、統合失調症やうつ病のように入院が必ずしも有効な治療法ではなく、今のような本人の不安に安易に応ずるかたちで入院を認めると現在の状態を助長し悪化させる可能性もあること、したがって入院をするのであれば何を目標としてどうなったら退院するのかを明確にする治療契約をきちんと行う必要があることを説明し、再び主治医の外来日の予約をして帰宅させた。

初回を含めて三回の入院を要求しての大量服薬・緊急受診の後、幼児的なしゃべり方は変わらず、浅いリストカットなどを交えて不安は訴えるものの、病状はおおむね落ち着き大量服薬や予約日以外の緊急受診はなくなり、一週間に一度の定期的な受診を遵守できるようになった。受診後二ヵ月目くらいから、急に「気分がよくなり元気になった」と言い出し、受診後三ヵ月目くらいには、よくなったので投薬を二週間前から中止していると本人から報告があり、無投薬でさらに一ヵ月経過観察したが、「結婚が決まって忙しくなるし、すっかり元気なので」という本人の申し出を受けて、とりあえず診察は終了とした。元気になったと主張された最後の一ヵ月はハキハキとしゃべってはいたが、短絡的で表面的な発想と話しぶりにはとくに大きな変化はみられなかった。

なお、投薬は最初から自己断薬まで、とくに有効であったという印象はない。

〔症例2〕一七歳、女子高校生

家族歴：母親は元ファッションモデルで現在も服飾関係の仕事をしているが、精神的に不安定で、時に大量服薬などを行うこともある。父親は有名企業の部長であるが、私生活に関しては自信がなく何事につけアドバイスを聞きにくる。妹が一人いて姉妹仲はたいへんよい。

現病歴：中学二年生のころからリストカットをしはじめ、同じころからゴスロリファッションに傾倒するようになった。その資金を得るためもあって、中学三年生ごろから援助交際や万引きをするようになった。高校に入ってからは過食や拒食も始まり、体重が一〇kg単位で増減するようになった。当院へは、「娘さんの病気は母原病です」とスクールカウンセラーに指摘されたことに母親が納得いかず、娘をむりやり連れての来院であった。登校はしており、友人関係は良好とのことであった。

来院時の様子：表情に乏しく何をたずねてもうっすらと微笑みを浮かべて、無抵抗に「はい、はい」と短く肯定の答えをする。服装はゴスロリファッションで、通院の説明についても投薬の説明に関しても「はい、わかりました」とごく素直にうなずくがそれだけで、学校も別にいやじゃないと答える。病的体験の存在は確認できない。上腕には浅いが無数のリストカットの跡が残っている。

通院経過：本人の通院の意志も、何を精神科でしてほしいかも確認できず、本人は現在のスクールカウンセラーのところにそのまま通うのを望んでいるようであったので、とりあえず当科に通院する必要性を感じたら再度来院するという話になって、初診の日は次回の予約も取らずに終了となった。初診後、一ヵ月目に登校しなくなったこと、自分の小遣いでは賄いきれない買い物が部屋にたくさんあることなどを母親が心配して再び母子で来院、本人も同意して週に一回通院をすることとなった。初診から二ヵ月後には登校をしない代わりにアルバイトに行くようになり、今の学校の授業にはついていけないが卒業はしたいといったことなどを語るようになった。しかしどの程度の実感を持ってしゃべっているのかは判然とせず、意図的に嘘を言ってはいないと感じられたが、次の場面では正反対のことをすらすらと言いそうであり、張りついたようなうっすらとした笑顔以外の表情はほとんど見せないのがきわめて印象的であった。また、リストカットもあまりしなくなり、過食・拒食もなくなったと家人は喜んでいたが、毎週の診察は変化なく、五〜六分で同じようにうっすらと微笑みながら「大丈夫です。何もありません」というだけで取り付く島もない様子であった。初診後三ヵ月目には突然大量服薬をして救急搬送となった。大量服薬後、母親が監視を強めると、高価な化粧品などが多数部屋からみつかり、バイトもほとんど行っていない状況もあわせて考えると、なんらかの好ましからざる収入源があることが推察された。面接のときにそのことを取りあげても、同じ張りついたような笑みを浮かべて「はい」と素直にうなずくものの一向に話は深まらなかった。初診後四ヵ月目には再び大量服薬をして救急搬送され、さらに自分が傾倒しているビジュアル系のバンドのメンバーにお金を貢いでいることも判明した。他方で、投薬はしても服用していないことが判明したため途中から投薬を中止したにもかかわらず、不思議と診察にはほとんど欠かすことなく毎週やってくる状態が続いている。バンドのおっかけなどには積極的に参加している。二回目の受診後、リスペリドンを二ｍｇ投薬し、調子がよいと報告していたが、はじめから服薬していなかったことが後からわかり、投薬は実質的にはまったく行われていない。

「プチ」解離は、病理か、現実への適応か、それとも進化か

リスカ、ＯＤ、「プチ」解離でとりあえずくくってみた今回のような症例群は、従来からの精神科の代表的な診断には当てはまりにくい。症例１では実際に小さな解離性障害と思われるエピソードが

繰り返し報告されているが、それそのものはとくに日常生活上障害をきたすような出来事にはなっておらず、症例2ではそもそも明確な解離性障害のエピソードはないが、自身の行為やさまざまな出来事に対する実感がリアルに感じられないように遮断されているという意味では、むしろ症例1よりも解離の度合いは深刻である可能性も高い。

鑑別診断としては、症例1では気分の変転の目まぐるしさから双極Ⅱ型障害が、症例2では診察室での主治医との感情的交流の希薄さから統合失調症の可能性がまずは考えられるが、症例1の気分はたとえばつきそいのボーイフレンドが優しくしてくれればすぐにもとに戻る程度の気分の上下であり、また、たとえば彼女なりの目的で「入院したい」と考えると、そのための努力の方向は首尾一貫しており、自分ではいかんともしがたい一次的な気分の変化に翻弄される場面は観察できなかった。

症例2の最終的な診断に関しては、もうしばらくの観察期間を要すると思われる。DSM的な操作診断では当然統合失調症の診断には当てはまらないが、ゴスロリファッションも微笑みもいずれも対面する他者が直接自分と接触しないための心理的障壁として機能しているとするならば、彼女にとって世界はそこから障壁をつくらなければならない加害的な色彩を帯びているものではないかと推察される。この世界の加害性が、母親や父親との幼少時からの関係に由来するものか、あるいはもはやそれとは独立した内因性のものかが診断にかかわってくると思われるが、病歴からは被害関係念慮などの陽性症状はまったく聴取されず、突発的行為の背景にも自生思考などの存在はうかがえず、内因性の疾患ではない可能性のほうに今のところは軸足を置いて診療を続けている。

「プチ」解離を示す症例のかなりの部分は、DSM的に操作診断すると境界性人格障害の診断に当てはまる。しかし、その多くは境界性人格障害のケースに典型的な主治医との確執や主治医への執着が目立たず、表面的な関係を保つにはそれほどエネルギーを要しない。境界性人格障害のケースで、しばしば主治医との確執が目立つのは、主治医が「自分を救ってくれる知恵を持っていると想定されている存在 sujet supposé savoir」であるという幻想があるからだと考えられるが、今回提示した両症例からは、いずれも主治医あるいは精神科医へのこの種の期待は感じられない。

他方で、表面的な奇抜さはあるものの、症例2のようなケースは実際には精神科医にとって目新しい症例ではない可能性も高い。症例2では、着ぐるみのように彼女を包んで守っているゴスロリファッションや微笑の背後に、苦悩するこころや彼女の人生の物語が透けてみえるような印象があるからであり、時代の変遷によって着ぐるみに何を選ぶかが違ってくるだけで、その本質は変わらない可能性がある。これに対して症例1では、解離とはいってもあらゆる点におけるその「浅さ」に特徴がある。家人によれば離別した父親は少なくともあからさまな虐待行為を本人に行ったわけではないようであり、「お父さんのことを思い出すと怖くなる」という話は、初回の一回のみ話されただけで、初回よりはまだしも主治医とのあいだに関係性ができた二回目以降は一度も話題にのぼらなくなったことなどから考えると、これが本当に患者自身の感情なのか、以前の精神科受診やカウンセリングのなかでの精神科医や臨床心理士が関心を持ったエピソードを受けをねらってリピートしてみただけなのかはわからなかった。そして、雑誌や友だちやカウンセラーの片言隻句から切り貼りした断片的な「意見」を自分の意見として語り、私というものはとりたてて連続し統合された存在でなくても特段の差し支えはないのだということを例証しているようにも思える。

症例1のようなケースは、香山がいうように、「解離は、病理なのか、現実への適応なのか、それとも人間の進化なのか」という問いかけを、じつにリアルにわれわれに投げかけている。

〔文　献〕

(1) 安克昌「多重人格障害」『精神科治療ガイドライン』精神科治療学一〇巻増刊臨時特大号、一六六―一六九頁、一九九五年
(2) 香山リカ『多重化するリアル―心と社会の解離論』筑摩書房、二〇〇六年
(3) Kluft, R. P.: Multiple personality disorder. In: (eds.) Tasman, A., Goldfinger, S. M. *The American Psychiatric Press Annual Review of Psychiatry*, vol.10, American Psychiatric Press, Washington, D.C.; 161-188, 1991.
(4) 西村良二『解離性障害』新興医学出版社、二〇〇六年
(5) 大矢大「全生活史健忘の類型化とその治療的意義について」『精神神経学雑誌』九四巻四号、三二五―三四九頁、一九九二年
(6) Putnam, F. W.: *Diagnosis and Treatment of Multiple Personality Disorder.* Guilford Press, New York, 1989.
(7) 斎藤環『解離のポップ・スキル』勁草書房、二〇〇四年
(8) 鈴木國文『神経症概念はいま―我々はフロイトのために百年の回り道をしたのだろうか』金剛出版、一九九五年
(9) 多羅尾陽子、兼本浩祐「総合病院精神科外来におけるリストカットを報告した患者の実態調査―リストカットを引き起こす臨床背景の検討」『愛知医科大学医学会雑誌』三五巻一号、一―六頁、二〇〇七年

15 思春期の解離

はじめに

最近の解離性障害の調査で、精神科への入院例全例から無作為に対象を選択し個別評価を行ったところ、三〇%弱もの割合で解離性障害の診断がなされたという報告がある[2]。この頻度は解離性障害が初診の時点で主訴の一つに数えあげられた筆者の自験例の外来患者の二%という頻度（図1）と大きな開きがあった。しかしながら、カルテ記録から数えあげた場合、この調査においても解離性障害の頻度は五%であり、外来患者と入院患者という対象群の違いを考慮に入れると、自験例の頻度との開きは大きいとはいえず、両者はほぼ近接していると考えられる。患者群が異なっているので一概には比較できないが、解離の機制そのものは正常心理の延長線上にあり、調査の徹底性やどういった方向

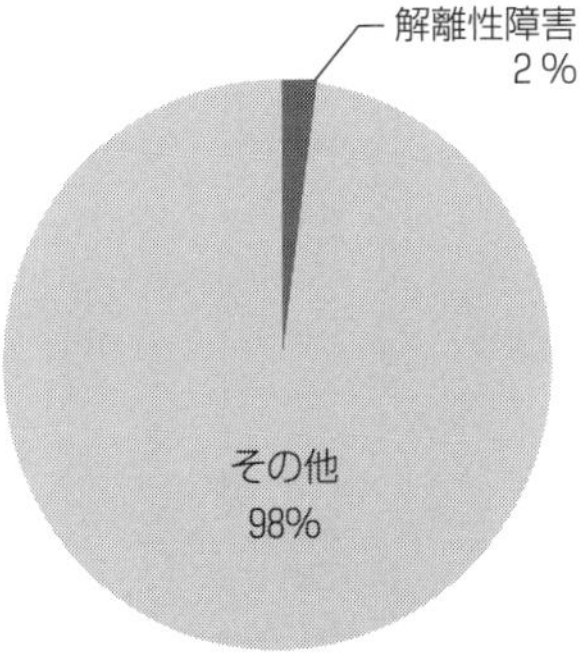

図１　精神科初診自験例における解離性障害の割合（n = 4,626）

から問診を行うかによって解離性障害として捉えられる頻度が大きく異なることが、こうしたアプローチによる頻度の変化からうかがえる。解離性障害は正常心理から明確に線引きのできる病態ではなく、解離連続体として正常からの連続的な移行状態を示すスペクトラム疾患であると考える現在の多くの論者の立場は、[3]少なくとも軽症例については当てはまっているように思われる。比較的重症の病態と考えられる解離性同一性障害は、前記調査報告では解離性障害全体の二割であり、自験例での一八％とほぼ同じ割合であった。重症例についても正常との連続的な移行があるのかどうか、すなわち解離連続体理論が当てはまるかどうかは議論の余地があろう。

図２は自験例での全外来初診者と初診時に解離性障害と診断された患者の年齢分布を示したものであるが、解離性障害は全体としても若い年齢層を中心とした病態であることがわかる。初診時点において思春期（二〇歳未満）であった患者群は解離性障害全体のほぼ三分の一であるが、この群と思春期以降の患者群を比較すると、自験例では女性の頻度が若干高く（七五％対六五％）、多重人格（一三％対二二％）の頻度

A）初診患者全員（39.7(SD ＝20.1)歳、女性の比率は53.2%）

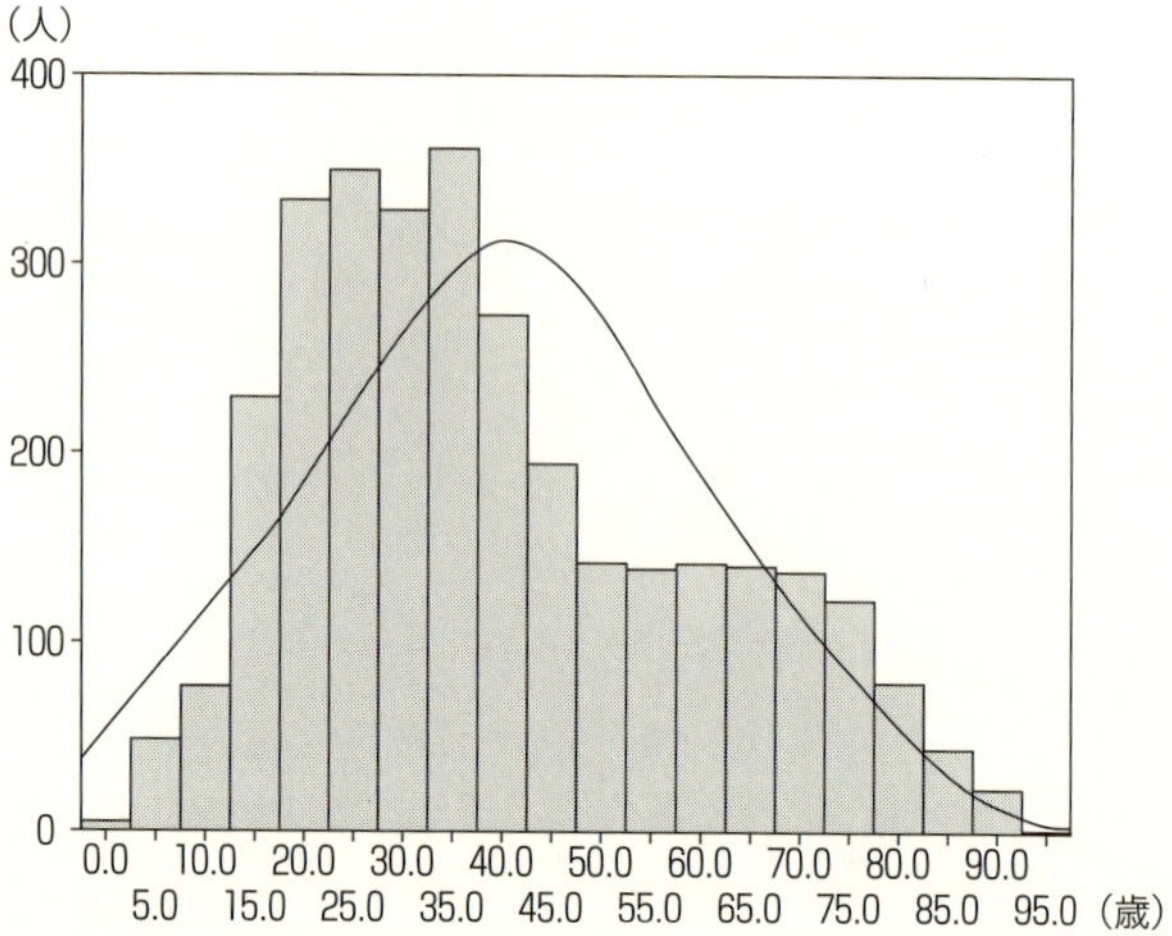

B）解離性障害（30.1(SD ＝12.2)歳、20歳未満の初診時年齢は、
28.6%で約３分の１、女性の比率は65.4%）

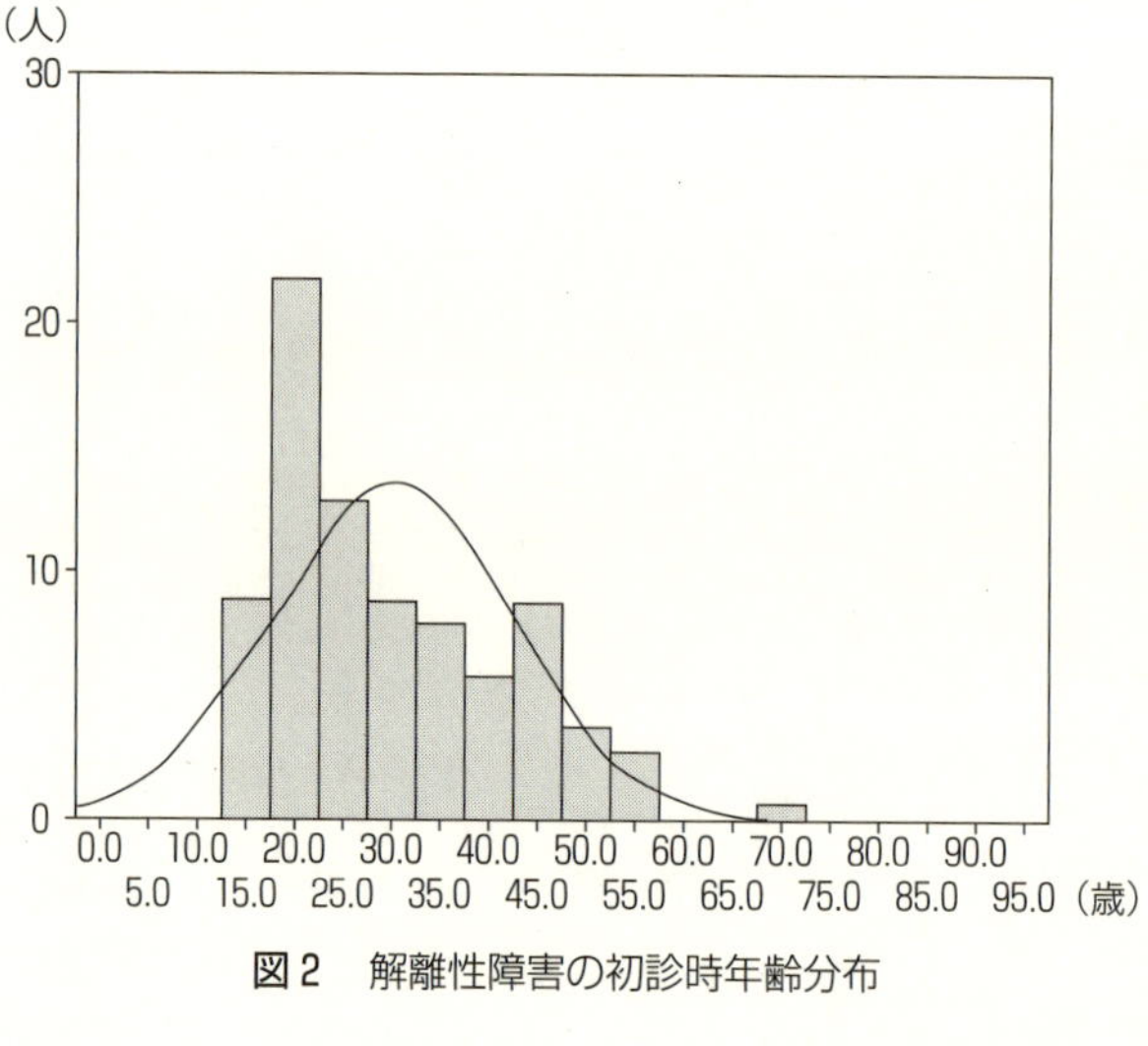

図２　解離性障害の初診時年齢分布

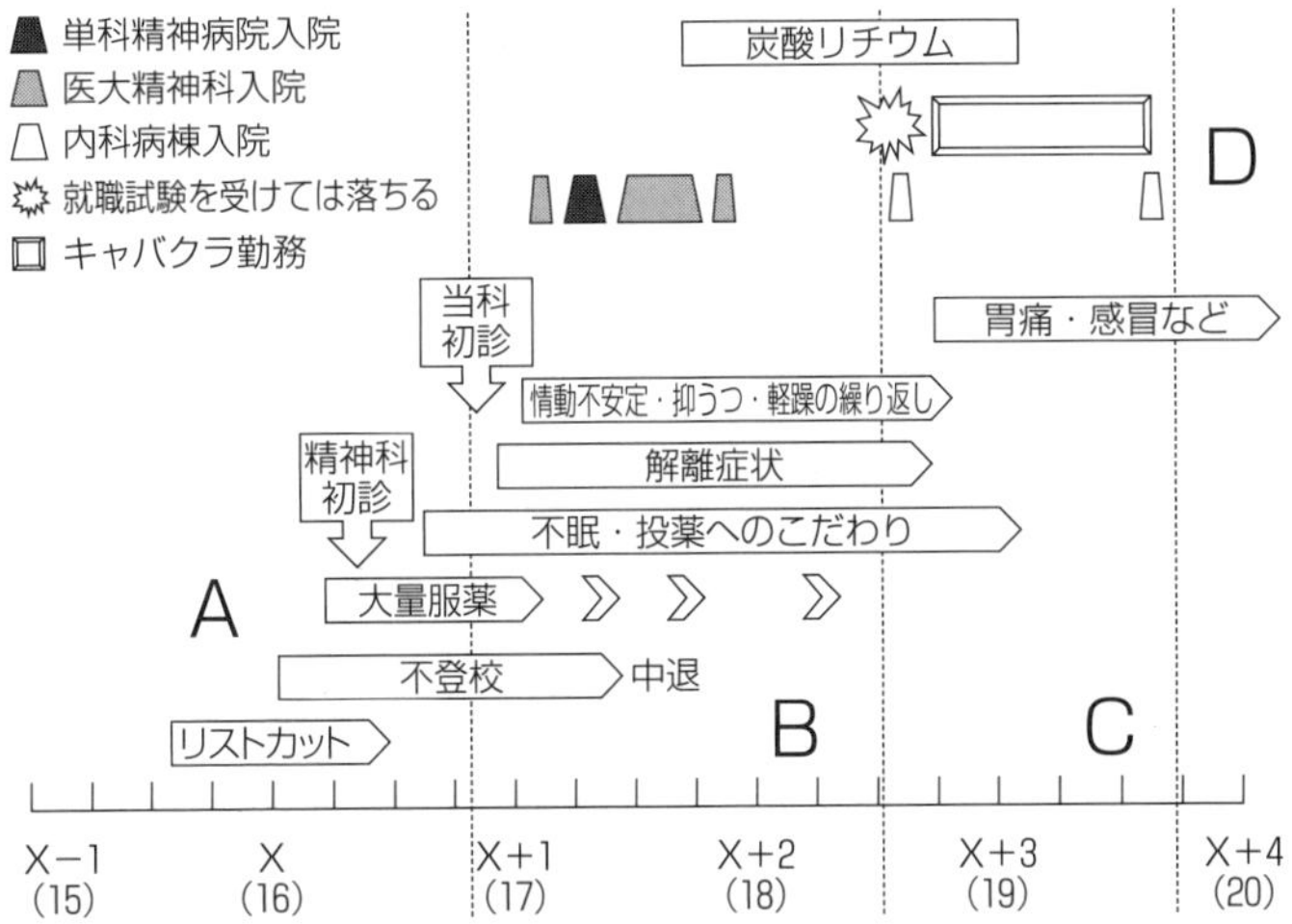

図3　経過図

は少なかった。すなわち、思春期の解離性障害は解離性障害だけをとれば比較的軽症例が多く、したがってその中核群では解離連続体という側面がより前面に立つのではないかと考えられる[13]。まずはこうしたタイプの典型例を提示し、それを題材として治療的アプローチについて考察してみたい[6]。図3は症例の経過図である。なお以下、多重人格および全生活史健忘は代表的な大解離（重症解離性障害）と考え、人格の変容があまりはっきりしない解離性健忘や短時間の解離性遁走などを小解離としてある[4]。

症例

初診時一六歳、女子高生。

個人歴：両親と弟の四人暮らし。父親は教師。中学生までは本人は優等生であったという。

現病歴：本人の主張では、中学校入学時から、いじめなど人間関係での悩みがあり、中学三年生ごろからリストカットをするようになったとのことであった。高校に入学してから本人の弁では「家庭を顧みない父親への反発から」不登校が始まり、近医精神科クリニックを受診。そのころから大量服薬をして救急病院を緊急受診するという状態が何回か繰り返された。このため、「入院して早く病気を治してもらいたい」と両親が強く希望して、当院に入院依頼の紹介状を持って来院した。

来院時の治療契約：来院時、短絡的に入院というのは必ずしも事態の改善にはつながらないこと、基本的には自分の不安感を自分で抱えることができるように練習をしていかなくてはならないことを本人・両親に告げた。「あんたなんかのことは信用できない」と筆者に向かって言う本人に対して「私もあなたの約束や言葉は今は信用はできないからお互いさまですね。つきあっていくなかでお互いが信用できるかどうかを互いに約束を一つずつ守っていくことで確かめ合うしかしかたがないでしょう」と話し、可能なかぎり外来で治療を行うことを勧めた。そしてどうしても本人が不安を抱えきれなくなった場合には、二週間の限度で入院も考えることとし、その場合も緊急入院は避け、予定日を決めて入院をすることを提案した。こうした提案の後、外来通院中、リストカットや大量服薬は著しく減少したが、代わりに両親とのあいだで些細なことが原因で言い争いをすると、家を飛び出してその後、半時間から一時間程度、その間の記憶がないといった解離症状が頻繁に訴えられるようになった。

来院後の経過：家人が困り果てるため、自分で自分の行為の記憶がなく自分自身のしたことに責任が持てない解離状態が頻発する場合にはそれが治まるまで医療保護入院とし、その場合は通常の計画入院の場合と異なり病棟外に出ることや家族以外の人との接触は認めないこと、他方でたとえ逸脱行為のために入院となってもそれを自分がやったということが自覚でき、緊急入院でなく入院まで何日かでも待つことができた場合は基本的には任意入院とし、外出や友人との院内の喫茶店での面会などを本人・家族と相談のうえ、原則として許可するといった一種の原始的な行動療法を行う提案をした。「解離していないあなたと連携して解離しているあなたを少しずつでも訓練していきましょう」と話して、本人・家族とも同意した。そうこうしているうちに、結局、高校はそのまま中退になり、週に一回の通学で四年通うと高校卒業資格が取れる学校に転入したが、この学校にすら定期的には行けず最終的には中途退学となった。

最初に何回か試行した計画入院の二週間は、記憶がないという訴えは盛んにあるものの問題なく過ごし、さらに外来通院中は毎日、朝ご飯を作るなど日課もこなしていったん少しずつ様子が落ち着いていくかにみえたが、しばらくすると再び逸脱行為（些細な日常生活上の不満から暴発しすぐに入院させないと何が起こるかわからないとほのめかす）や解離症状（走っている車から飛び降りようとする、包丁を持ち出してゆらゆらさせる、いずれも後で覚えていない）が頻発しはじめ、不安になった家人が当直医に強く入院要求をするといった事態がたびたび起こるようになってきた。抗うつ薬・抗精神病薬などによる薬物療法はさまざまに種類と用量を変えて投薬したが逸脱行為を抑制する力はなく、友人と遊びにいくための小遣いのことで母親と口論になって家を飛び出しその後の記憶がないというエピソードをきっかけとして、仕切り直しのためにより拘束力の強い行動療法を、入院期間を限定せず行おうという話になった。

この行動療法は筆者が週一回勤務する単科精神病院で行った。具体的には、行動制限を実行する役と不満を聞く役に役割分担を行い、一週間に一度面談する筆者が聞き役になり、単科精神病院の担当医に拘束役を引き受けてもらった。記憶の有無にかかわらず、大声をあげたり人を罵倒したり椅子を蹴るなどの逸脱行為があった場合は保護室使用とし、逸脱行為がなければ段階的に病棟外への外出、一泊外泊、一週間外泊と自由度を上げていく行動療法を計画し、両親・本人ともに同意した。同時に炭酸リチウムでの治療も開始した。当初何度か保護室の使用も必要であったが、二ヵ月の入院後、最終的に一週間の外泊中も逸脱行為は目立たなくなったため退院とした。その後も、自分がやったことについての記憶がないという解離の訴えは頻繁であり、さらに入院後は、女の人の声がするといった内容のはっきりしない幻聴の訴えも加わったが、しばしば小遣いなどのことで両親と激しく衝突する点は変わりないものの、自分の行為としてそれらを受け止めることができるようになった。

このころ、就労して一人暮らしを始めたいという思いから就職のための面接を何度も試みては断られ、泣きながら外来で訴えるといったことが続いたが、金髪なうえ中卒という経歴ではなかなか就労先はないという現実を本人も次第に悟り、髪の毛を染め直してはみたものの、就労先はやはりみつからなかった。それでもどうしても一人暮らしがしたいという思いが強く、弟との関係も難しくなっていたため、ついには家を出てキャバクラに就職し、寮生活を始めることとなった。ところが驚くべきことに、キャバクラでは水を得た魚のように適応して活躍し、接客態度などを厳しく注意されるのにも耐えてほとんど休まずに勤務を続けた。さらに勤務を続けるうちに解離症状も次第に訴えなくなり、店側の勤務管理の杜撰さや従業員の待遇をめぐって店長とけんかになり退職するまで、ほぼ一年間勤

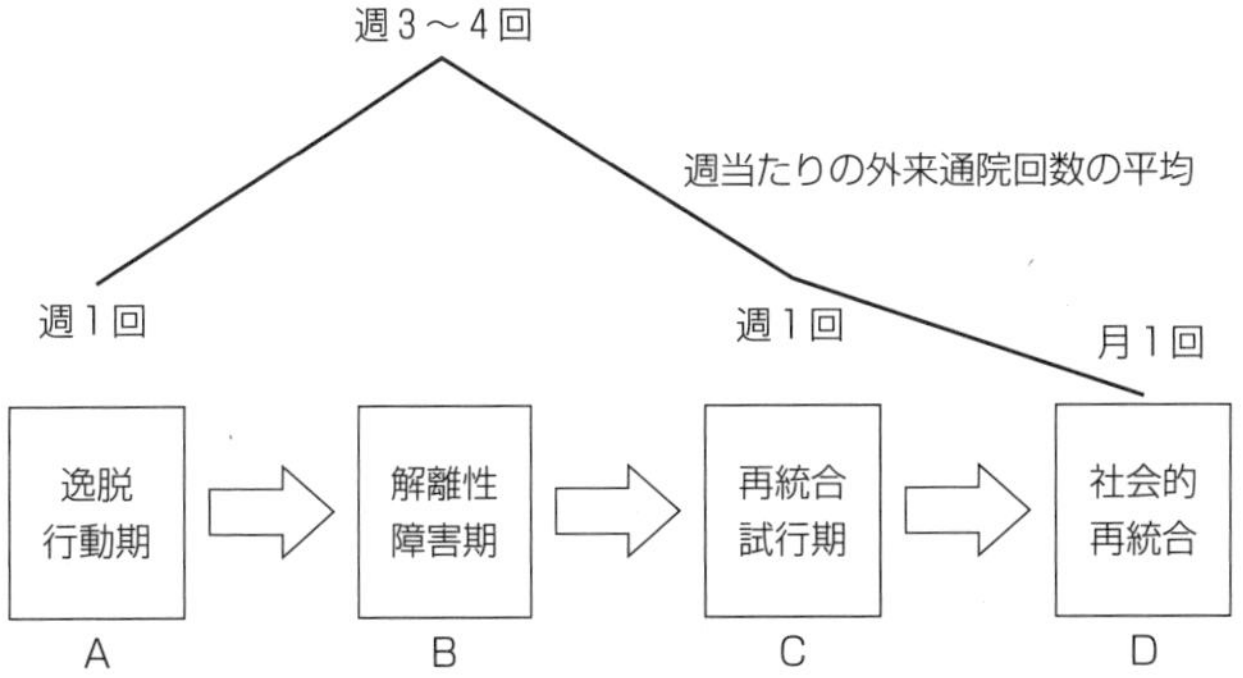

図4　症例の主要テーマと診察回数の推移

めあげた。退職後、食欲不振を主訴とした一週間の入院を経てほぼ一ヵ月で元気を取り戻し、その後、介護ヘルパーの資格を取って、老人ホームで働きはじめた。キャバクラ勤務の途中からは、ほぼ無投薬で経過している。

思春期小解離症例の範例的経過

図4は、図3の症例の結果を主要テーマを表題として整理し、それと診察回数の推移を同時に提示したものである。

（A）逸脱行動期：当科来院前後の時期は、リストカット、大量服薬、不登校があり、表面的な行動だけから判断すれば境界性パーソナリティ障害に当てはまる。しかし、本症例でこの時期に特徴的であったのは自分が悪いのではなく他人が悪い、具体的にいえば「友だちをかばおうとして自分がいじめられる側になった、父母の不和のために苦しめられた」といった訴えであり、悪く表現すれば他罰的であるともいえるが、中核的な境界性パーソナリティ障害において典型的に訴えられる「自分には生きている価値がなく、価値のない自分はいつ見捨てられるかわからない」という自己評価の極端な低さが認められなかった。提示した症例は、細かい深層心理的背景はわからないが家庭環境も大きな枠組みとしては悪くなく、虐待を受けた可能性も低く、訴えそのものは紋切り型で一般的に人口に膾炙している悩みを単になぞっているという印象があった。それを証拠立てるように最初の紋切り型のいじめや両親の不和についての訴えは傾聴のみにとどめるうちに速やかに訴えられなくなった。

（B）解離性障害期：解離の訴えは当科を受診してしばらくしてから出現してきており、さらに面接の回数が大幅に増えていることからも、精神科とのかかわりを始めたことがこの訴えを誘発したか、あるいは少なくとも助長したのではないかと推察される。悪いのは自分ではない、うまくいかないことの原因はすべてまわりのせいであると外部へ責任転嫁していたのがそれではすまなくなり、他方でうまくいかない原因を自分自身の問題としても引き受けきれない状態にあって、問題に正面から直面化することを一時的に棚上げにすることを可能としたのが「解離性障害」であったとも考えることができよう。本人との十分な信頼関係、家庭環境の大筋での手堅さ、本人の基本的な精神的健康度の高さといった条件が揃えば、厳しい行動療法がこの時期には有用な場合がある。提示した症例では解離性幻聴も訴えられており、表面的には解離症状は重篤なようにもみえるが、こうした思春期例では解離症状は解離連続体の一型、すなわち正常心理の延長線上にあると考えてよい。すなわち、解離性障害の訴えは傾聴する必要はあるが、それに惑わされず環境と自分との折り合いをうまくつけることができない思春期の心性と情動の不安定さに目を向けるべきであり、投薬および精神療法は解離性障害の訴えをターゲットとしてなされるべきではなく、もし行われるのであれば情動の不安定さに対して行われるべきであろう。提示した症例では、炭酸リチウムは一定の効果があった印象であった。

（C）再統合試行期：思春期の小解離における、解離性障害の諸々の訴えは、精神科医療とのかかわりを反映したアーチファクトという側面も大きく、患者が成熟し自分を取り巻く現実に再び適応しようと現実の環境世界に復帰することを試みはじめると、それ自体をとりたてて取り扱わなくとも次第に背景に退くことも少なくない。BからCの時期への移行を促すためには、精神科的な保護がいきすぎたり、臨床心理士や精神科医とのかかわりがあまりにも患者を魅了し引きつけすぎないように注意を払うことも重要であろう。再統合の試行は、多数の人が歩む定型的な社会的ルートからすでに逸れてしまったかたちで行われるため、しばしば現実的な困難を伴う。再統合の試みそのものを評価し勇気づけ、ケースワークを通じて現実的な環境調節について手助けすることは有用かつ必要であろう。

思春期の小解離と区別しておくべき病態

思春期の小解離に対する行動療法は、解離連続体の一部、すなわち正常な思春期心性の延長線上にあることを前提としており、慎重な鑑別診断を前提とする。以下に鑑別診断をあげる。

器質性疾患に起因する外因性精神障害

脳炎（とくにＮＭＤＡ脳炎[11]など発熱や頚部硬直といった古典的な髄膜炎症状を伴わない場合）や内分泌代謝・自己免疫疾患が解離性障害と当初誤診されることは時に体験される。これは、「それまでとは人が変わってしまったような」行動変化が起こることと変動する意識変容状態との組み合わせが解離性障害を連想させるからだと思われる。しかし、器質性疾患の場合、「人が変わったような行動」の内容は、易怒性や多幸感などの情動面での不安定性に健忘や判断力の低下といった認知機能面での障害が混在するかたちをとり、よく病歴をとれば進行性に悪化しているのが確認できるのに対して、重症の解離性障害で別人格が出現する場合には、語り口調や性別、年齢などが劇的に変化し、系統的に一定の人格が出現しているあいだに対してのみ健忘が残るので、実際には病像の類似性はごく表面的でしかない。軽症の解離性障害の場合はこうした別人格は出現しないが、この場合には周囲の人は、急に人が変わってしまったという印象は持たないことが多い。したがって、「ある時期を境としてそれまで通常の社会適応をしていた人が急に人が変わったような行動をしはじめた」という主訴で来院した患者・家族に対しては、たとえその行動のところどころに健忘が残っていたとしても解離性障害は最も優先されるべき鑑別診断ではないことを銘記しておくべきである。

精神遅滞

境界知能を背景として職場や家庭で適応障害を起こし、錯乱状態や精神病状態あるいは逸脱行為が急性・挿間性に出現する場合がある[12]。こうした状態は入院などの環境からの一時的な引き離しによって急速に鎮静することが多く、本人のこころのあり方を訓練によって変えるのではなく、本人の心理的な負荷が許容範囲となるように環境調節を行うことが治療の中心となるという点で、解離性障害とは十分に区別しておく必要がある。

偽神経症性統合失調症

結婚や就労をきっかけに不適応を起こし、急にリストカットや大量服薬を繰り返しはじめる人のなかに、ロールシャッハテストで形態水準が悪く、環境からの刺激に対して過敏で遠い連想が抑制されにくい一群の人たちがいる。[5] こうした人たちはなんらかのきっかけで一過性の急性錯乱状態を呈する場合があり、まだらな健忘をそのエピソードに対して残すことがある。オランザピン五〜七・五ｍｇ、あるいはスルピリド六〇〜一二〇ｍｇ程度の少量のドーパミン遮断薬がよく奏効することが多い。発症年齢は典型的には結婚・就労が問題となる二〇歳代であることが多く、思春期以降である。

双極性障害

児童期に発症する双極性障害は、逸脱行為や精神病症状など感情障害以外の症状に修飾される傾向が大きく、思春期の解離症状に抑うつ状態が並存する場合、双極性障害という文脈で治療を考えることは鑑別診断上必要であろう。[14] 解離性障害に伴う抑うつ状態に対しては、抗うつ薬の投与は慎重に行う必要がある。

児童虐待の後遺障害

児童虐待やネグレクトがあった児童も、思春期以降、リストカット、大量服薬、解離性障害などを主な訴えとして事例化することがあり、とくに性的虐待は欧米では古くから解離性障害の最も主要な原因として挙げられてきた。[2][9] その特徴は自己評価の低さであり、解離性障害についても多重人格などの重症型をとりやすい。本稿で提示したような正常心性からの解離連続体としての病態が基本的に他罰的であるのと比べて、両親への過度の気遣いに振り回され、児童期までは過剰適応を示す者もいる。自分がからっぽで何もない、自分には生きている価値がないといった自身に対する否定的感情が語られることが多く、こうした場合には本稿で提示したような厳しいが単純な行動療法は、むしろ逆効果となる可能性が高い。

イマジナリーコンパニオン

通常は小学校高学年前後の児童に空想上の友人 Imaginary Companion と呼ばれる人物と会話したり相談したりという現象が出現する場合があるが、これが成人期まで遷延することがあり、解離性障害との区別が必要である[10]。

多重人格（大解離）

解離性障害の重症型である本格的な多重人格や全生活史健忘は、生育環境に重大な問題のある比率も高く、単純な行動療法的アプローチは行うことが難しい場合が多い[1][3][7][8][9]。ただし、解離連続体の一部であるような今回提示したような思春期例は、時に誰がいちばん病気が重いかを競い合うような側面もあり、精神科医や臨床心理士の接し方によっては医原性に多重人格様の様相を一過性に誘発することは容易に可能であることにも注意を払っておく必要がある。

〔文　献〕
（1）安克昌「多重人格障害」『精神科治療ガイドライン』精神科治療学一〇巻増刊臨時特大号、一六六―一六九頁、一九九五年
（2）Foote, B., Smolin, Y., Kaplan, M. et al.: Prevalence of dissociative disorders in psychiatric outpatients. *Am. J. Psychiatry*, 163(4); 623-629, 2006.
（3）岩井圭司、小田麻実「解離性同一性障害の解離性障害における位置づけ―解離現象の連続体モデルと類型学的モデル」『精神科治療学』二二巻四号、四二三―四二九頁、二〇〇七年
（4）兼本浩祐「転換・解離性障害」『新 精神科治療ガイドライン』精神科治療学二〇巻増刊号、一八〇―一八三頁、二〇〇五年
（5）兼本浩祐、古井由美子、山口力ほか「偽神経症性統合失調症再考―比較的少量のolanzapineが著効を示した3症例」『精神医学』四七巻九号、九九三―一〇〇〇頁、二〇〇五年
（6）兼本浩祐「解離・転換性障害の入院」『精神科治療学』二四巻四号、四四九―四五三頁、二〇〇九年
（7）西村良二『解離性障害』新興医学出版社、二〇〇六年
（8）大矢大「全生活史健忘の類型化とその治療的意義について」『精神神経学雑誌』九四巻四号、三三五―三四九頁、一九九二年
（9）Putnam, F. W.: *Diagnosis and Treatment of Multiple Personality Disorder*. Guilford Press, New York, 1989.
（10）澤たか子、大饗広之、阿比留烈ほか「青年期にみられるImaginary Companionについて」『精神神経学雑誌』一〇四巻三号、二一〇―二二〇頁、二〇〇二年
（11）鈴木映二「抗NMDA受容体脳炎の精神症状―統合失調症との比較」『最新医学』六四巻七号、一五六五―一五七〇頁、二〇〇九年

(12) 高井作之助「精神遅滞に見られる精神病状態について」『治療教育学研究』一九輯、一一―一七頁、一九九九年
(13) 多羅尾陽子、兼本浩祐「総合病院精神科外来におけるリストカットを報告した患者の実態調査―リストカットを引き起こす臨床背景の検討」『愛知医科大学医学会雑誌』三五巻一号、一―六頁、二〇〇七年
(14) 十一元三「児童期双極性障害の特徴」『精神医学』五二巻五号、四三九―四四三頁、二〇一〇年

第Ⅲ部　精神科医の作法

16

こころの所見、からだの所見
――精神科診断にとっての生活史の聴取

精神科において所見をとるということ――形式と内容

精神科は他科とは異なった特殊な科であるとみなされることが少なくない。この一般に流布した精神科に対する印象は、単なる偏見に基づく部分もあるが、本質的な点も含んでいる。精神科において所見をとるということがどのようなことかを考えてみれば、この問題はいっそう明瞭になる。

精神科での所見ということを考えるとき、われわれはまずはヤスパースが患者として目の前にいる人たちの話を形式と内容に区分したこと、そして精神科における所見の中心は、基本的に内容ではなく形式に重きを置いていたことを思い起こす必要がある。[1] 心療内科医と比べたときに、ときどきわれわれがいわれる言葉に「精神科医はクールだ」（悪くいう人は「精神科医は冷たい」と表現する）という感想があるが、その源泉の一つには、精神科医が基本的には患者として来院する人たちの話から形式を聞き取る訓練を積んでおり、その結果、内容に対しては捨象する傾向を有するという精神科医としての本質的な部分にかかわる性質があるように思われる。

では、形式を聞き取るとはどのようなことか。

例を挙げてみたい。「今朝の新聞の不動産の折り込み広告にひらがなの『あ』が四個使われていました。私の名前は明子です。そして私の誕生日は三月四日です。この一致が偶然とはとても思えません」と四〇代の中年女性が訴えて来院した。証拠として実際にこの女性は『あ』が四個使用されている折り込み広告を持ってきた。たしかに事実としてはその人の言っていることは正しいのだが、このケースの場合、その解釈が当否を検証する必要もないほどありそうもないことだと推察される。このような場合、こうした体験の形式一般をわれわれ精神科医は「妄想知覚」という所見として拾い出し、ちょうど内科医が湿性ラ音を聴診で聴取し、胸部レ線で肺炎の陰影を確認したときに抗生物質の投与を開始するように、ドーパミン遮断剤の適応を選択肢として連想するわけである。

しかし、主観的にはこの明子さんは、今まで誰にも言えなかった重大な秘密を精神科医にそのときに打ち明けたのであり、彼女の言い分では「たぶんこれは某国にかかわる国家的な陰謀になんらかのかたちで関連しているので、このことをしゃべったために先生も盗聴されたり、尾行されたりするかもしれません」と主治医の心配までしてくれていた。それに対して精神科医は、典型的にはその訴えから症状として形式を読み取り、たとえばリスペリドンの液剤を処方してどんなふうにしたら穏便に飲んでもらえるだろうと頭のなかでは考えをめぐらせるのが一つの典型であろう。つまり、ここには両者の思惑の重大なすれ違いがある。

「あなたはここに来るべき人ではありません」と言われたというのは、また別の典型的な家族・患者の前医（前精神科医）へのクレームの一つである。患者として来院する人で、精神科医が自分のこころの「悩み」の内容（たとえば上司への不満とか、嫁姑関係の問題とか）を受け止めて、それに対するなんらかの解決法を提示してもらえることを期待して来院してくる人は少なくない。しかし、形式の障害、つまりは精神科的症状が聴取できないとき、一般的な精神科医（とくに年若い精神科医）が感ずる典型的な困惑の一つは、人生をいかに生きるべきかにかかわるそうした問いかけに対しては自分も来院者と比べて特段優れた処方箋を持っているわけではないという思いであり、そうである以上、患者・家族よりもより優れた問題解決のための知恵を持っているということが前提で行われる診療という枠組みのなかで患者家族よりも人生経験の浅い自分がそうした相談に乗ることには、当然ある種の居心地の悪さがつきまとってしかるべきである。

精神医学における一つの診断体系は、基本的にはヤスパースがみごとに切り取ったように形式の障害を中心として組み立てられているという点で医学になじみやすい診断体系であり、たとえば「妄想知覚にはドーパミン遮断剤」といった公式の集積は、蓄積可能で検証可能な専門知識の体系である。これに対して精神医学には、訴えの形式ではなく内容により深く関与するこれとは異なった診断体系も古くから存在している。精神分析と呼ばれている診断・治療体系は、その一つの代表例であろう。精神分析は、たとえば「私はどうして私を殴る男とばかり性的関係を持つのだろう」といった類の質問に正面から答えようとする。きわめて粗雑な総括の仕方をするならば、精神分析は、人の愛や憎しみ、欲望が特殊な文法に沿って書かれていることを主張するものであり、この文法を読み解く技術は練習と伝承によって継承と体得が可能だと主張するものである。形式障害を中心とする診断体系と比べると、ここで体得される知識が、他の医学的知識と同様に伝達・継承できるような性質を持っているものかどうかははるかに複雑な問題を孕んでいるが、それでも「こころの問題の専門家」として、お金を取って悩みを聞くことへの後ろめたさは、そうした訓練を経た後であればずっと緩和されることになるだろう。

精神科において所見をとるということ――横断像と縦断像

所見というのは、現時点において観察可能な事象のことである。そうである以上、これは目の前に今現にあり、診察によって抽出することが可能な事象であることを前提とする。たとえば、片麻痺はどうだろうか。左の上肢が動かない場合、原因が心因性であれ器質因性であれ、その人がもともとどのような人であったかをとりたてて知らなくとも、これが所見であることは理解できる。たとえその麻痺が両上肢を前に向けて平行に突き出し、一定の期間そのままに保つバレーの手技による誘発を通してしか観察されない程度の軽いものであったとしても、それは同じである。

これに対して少なからぬ精神科的所見は、「もともとその人がどんな人であったか」がわからなければ、所見であるのかどうかを確定的に判断できないことが多い。たとえば、易刺激性が目立ち、スタッフや他患のなんでもない言動にいちいち反応してスタッフの急所を突くような攻撃的な言葉を言い募るような人に関して、子どものころから多かれ少なかれそういうところがあったという場合と比べて、ここ数ヵ月で人が変わったようにこうなってしまったという証言がとれた場合とでは、双極Ⅱ型障害の所見と判断される可能性はぐっと大きくなるだろう。統合失調症の場合でも、いわゆる陰性症状や思考障害に関しては、生活史全体を俯瞰して、どこかの時点で屈曲点（いわゆるKnick）がないかどうかを聴取する作業が、精神科診断にとって多くの場合、決定的に重要である。

統合失調症の発病前夜におけるいわゆる「プレコックス・ゲフュール」であるとか、外因性精神病における「器質臭さ」とかは、ベテラン精神科医が長年の経験から蓄積した感覚からくる、いわくいがたい所見であり、中安信夫の初期分裂病[3]が掬い取ったように、こうした感覚をよりきちんと言語化し、より多くの精神科医が学習可能な仕方で提示することは精神病理学の重要な責務であると思われる。しかし、たとえば中安が提示した明晰なガイダンスを用いても、それなりの修練を積んでからでなければ、初期分裂病の所見をとることは容易ではない。

精神科的所見がこのように一定の修練を必要とするのに対して、生活史はていねいな聴取によってたとえ初心者でも、家族・本人の双方から聞き取れば、比較的正確なプロファイルを作成できることが多い。たとえば、勤続二〇年のベテラン営業マンが数ヵ月前から急に外回りに行くのが苦痛になり、好きだったお酒もおいしくなくなったといった生活史上の屈曲点、成績優秀で将来を嘱望されていた高校生が、特段のきっかけもなく（あるいはきっかけがあったとしても起こった結果と比してあまりにも些細なきっかけで）成績が急降下し、集中してものが考えられなくなってしまったといった生活史上の屈曲点、こうした病歴の聴取は、精神科的所見を補完する重要な情報であり、大きな診断上のまちがいをしないためのセーフティ・ネットとしても機能する。もともとその人がどんな人であったのかという生活史を知らずに診断を行うことは、精神科においてはワインのブラインド・テイスティングをするようなものであり、避けることができる場合には避けたほうが賢明な診断方法であることはまちがいない。

精神科診療上のセーフティ・ネットとしての生活史

特定の個人が次にどのような行動をとる可能性が高いかを予測するうえでは、多数例におけるエビデンスよりも、その人が過去に特定の刺激に対してどのように応答したかのほうがはるかに高い資料価値を有するのは当然のことである。入院後に生じる可能性のある問題を予測するうえで生活史はきわめて高い価値を有する。ていねいに生活史をたどるということは、生活史にかかわる家族・友人などの重要な登場人物を知ることにもつながる。いわば、生活史という縦軸とその結果生じた現時点における当該患者の社会的な位置という横軸によって作られる座標軸から現在の訴えと所見を俯瞰することで、当該患者と治療関係を結ぶ際にどのような問題を覚悟しなければならないか、現実に治療を（時には強制的な治療を）導入するにはどのような段取りが具体的に必要で、実際には誰にはたらきかければそれが可能となるのかについての最低限の情報をそこから得ることができる。さらには入院治療の出口の問題は、医学的な診断に加えてこの生活歴と社会的な位置づけに不可分に結びついている。

症例を挙げよう。先日、救急の先生から「一人暮らしの男性が近所の人からの様子がおかしいという通報で運ばれてきた。とりあえず、γＧＴＰが一五〇と高いがそれ以外は身体的には目立った問題がない。しかし、暴れているので精神科病棟に転棟できないか」という問い合わせがあった。ＥＲに駆けつけると、その時点では家族状況もともと当該患者がどのような状態であったかもまったく情報がなく、現時点での所見としては込み入った話をすると見当識が不確かになるのに加えて易刺激性と注意の転導性の亢進が認められ、ちょっとしたきっかけですぐに泣き叫ぶといった状態であった。本人の機嫌に合わせて不十分ながらとった簡単な神経学的所見では、粗大な麻痺や明瞭な眼球運動の障害は確認できなかった。ケースワーカーと手分けをして数時間に及ぶあれこれの調査の結果、一〇年前から別居している配偶者と成人した二人の娘がいることが判明し、ようやく連絡がついたが、本人の酒乱に自分たちはさんざん苦しめられて別居したので、どんなことがあっても二度とかかわりたくないと言われてしまった。しかし、家人からの情報でもとの勤め先から近況を知る友人がいることがわかり、少なくとも一ヵ月前には自立した生活を営んでいたことが確認され、さらに一週間前に肺炎で他院に入院したこと、その病院に入院して数日してから人が変わったように怒り出して看護スタッフと諍いになり強制退院させられたといったことが明らかになった。アルコールは入院直前まで飲んでいたようであり、離脱性のせん妄の前駆状態を考えて比較的多量のジアゼパムを投与するとともに、念のためにビタミン剤の投与も開始した。あくる日には患者の状態は見違えるように落ち着き、同意をとって任意で精神科病棟に転棟できる状態となった。

精神科における治療と診断において、生活史を抜きにして診療を行うことの難しさと危険性を、この症例は端的に示している。アルコールや睡眠薬の離脱はせん妄状態の鑑別診断として常に重要であるが、離脱が起こった高い可能性を病歴上聴取できなければ、ベンゾジアゼピン系薬剤の投与は、大脳皮質の機能を低下させ、せん妄状態を悪化させる危険性も高い。さらに医療保護入院を視野に入れる場合に、家族状況の把握が次のステップへの不可欠の前提となることはいうまでもない。また、現在の状況から考えて、社会的資源の活用なしでの退院は困難であることが予測され、したがって、できるだけ早い時期からケースワーカーに介入してもらい退院後のケアプランを立てる必要も予測される。

多くの身体疾患でも病歴の聴取は当然きわめて重要であるが、精神科においては診断だけでなく処遇が問題となるという特殊性のために、病歴ではなく生活史と表現したほうがよい。また、より広範でより長期間にわたる当該患者の情報が必要となる。

ＤＳＭ－Ⅳの多軸診断

「もともとその人はどういう人だったのか」という問いかけが、改めて昨今強調されるようになったのは、現在、世界中の精神医学を席捲するＤＳＭの多軸診断の持つ問題性とも関係がある。

ＤＳＭシステムでは、先ほど挙げた該当の人の社会的機能を評価する軸も設けられており、生活史の問題は、そのなかで形式的には掬い取られている。生活史への目配りが不足するのは、「ＤＳＭシステムの不完全な活用が問題であって、システム自体の問題ではない」という主張は一面ではまったく正しい。しかし、メディカルモデルを基本として設計されたＤＳＭには、Ｉ軸診断がたとえば生活歴や社会的機能の情報から修正される軸相互の修正機能は基本的に欠けており、それはシステムの個々の使用者の怠慢に還元しきれる問題ではなく、システムそのものに内在する問題性である。たとえば、内側型側頭葉てんかんを取り扱う際に、家族関係やその人の社会状況は治療上きわめて重要でありうるが、側頭葉てんかんという医学的診断そのものに対しては外部にとどまる。しかし、たとえば転換性障害や境界性人格障害の場合、家族との関係やその人の生活史は、疾患そのものにとって多くの場合構成的であり、多くのうつ病にとってもそうである。生活史のありようは多くの精神疾患にとって診断に対して構成的に組み込まれており、社会的状況に関するデータを疾患概念とは切り離した別の軸に整理してI軸診断がそうしたデータからのフィードバックによって修正される可能性を排除することは、疾患概念を大幅に変質させる可能性がある。

たとえば、不安発作はパニック障害の範囲内でも、統合失調症においても、うつ病においても出現することがあり、それぞれがI軸診断のなかでの優先順位の概念に従って、あるいは（とりあえずは病因論を棚上げするためにはきわめて大きな威力を発揮する）コモビディティという概念に従って処理される。しかし、DSM診断の枠内では統合失調症には当てはまらず、不安性障害の範疇となるが、実際には統合失調症の前駆段階にあるのではないかと疑われるような症例を多くの精神科医は体験したことがあるはずである。[2] 生活史全体の流れから、一般的なパニック障害の人の示すどちらかといえば過活動で過剰適応気味な生活パターンとは異なる特徴が、そうした場合、I軸診断をそのまま受け入れることへのためらいをわれわれの内に生むことが多い。

生活史が疾患の成立に関して本質的な役割を果たしているかどうか、言い換えるならば、「過程か発展か Prozess oder Entwickelung?」という古典的な精神科における鑑別診断の問いかけは、今もかつてと同じく精神科臨床において本質的な問いかけでありつづけていると思われるのである。

〔文　献〕

（1）Jaspers, K.: *Allgemeine Psychopah† oloie.* Neunte Auflage, Springer, Berlin, 1973.
（2）兼本浩祐、古井由美子、山口力ほか「偽神経症性統合失調症再考―比較的少量の olanzapine が著効を示した3症例」『精神医学』四七巻九号、九九三―一〇〇〇頁、二〇〇五年
（3）中安信夫『初期分裂病／補稿』星和書店、一九九六年

17

カルテは徴候の記録か、問題解決の道しるべか

疾患中心主義 対 課題中心主義

カルテ、あるいはより広く表現するならば、臨床記録は、何を書くためのものなのだろうか。多くの臨床家がそれまであまり正面から取りあげてこなかったこの問いを真剣に取りあげた最初の一人に、ラリー・ウィード（Larry Weed）が入っていることはまちがいないだろう。[3]

ウィードは、一九六八年に問題指向型診療録「ＰＯＭＲ」（Problem Oriented Medical Record）と呼ばれるカルテ記載のためのシステムを提唱した。このカルテ記載システムは、医師が意識的、無意識的に志向する疾患中心主義「ＤＯＳ」（Disease-Oriented System）に対抗するために構想された課題中心主義「ＰＯＳ」（Problem-Oriented System）と呼ばれる考えに基づくものである。その記載は半構

造化されたかたちで行われ、患者（あるいはクライアント）、医師、看護師、その他のパラメディカルといったすべての関与者に情報が共有される標準化された診療録を目指すという点でも画期的な試みであったといえる。

明確で単純な身体疾患の場合、この二つの記録方法のあいだにそれほど大きな齟齬は生じない。たとえば尿管結石の痛みを例にとってみよう。私は以前ドイツでの国際会議からの帰路で、フランクフルト空港をルフトハンザが飛び立って一時間後に激しい背部痛を自覚し、その後、ほぼ飛行機が小牧の国際空港（当時）に着陸するまで七転八倒したことがある。[2]これは私の二回目の尿管結石の発作だったのだが、この場合の私の主訴は「痛み」であり、この「痛み」が消えることと詰まっていた結石が尿管を通過して排出されるという疾患の原因の排除は、この場合、よく一致している。

こうした急性疾患の多くにおいては、患者の求めていることは明確であり、その求めへの対処と疾患の診断・治療は、ほぼ並行していて、DOSによるカルテ記載にもPOSによるカルテ記載にも、おそらく大きな相違は生じない。

では、たとえば、「一ヵ月以上続く微熱」を主訴として来院した患者の場合はどうであろうか。POSシステムには現在多くの問題が指摘されているが、その一つは、課題Problem（＝P）の取り出しという最初の一歩にあることはすでに多くの研究者によって指摘されている。「一ヵ月以上続く微熱」は、結核のためかもしれないし、妊娠と関連するかもしれない。あるいは心因的なものである可能性もある。少なくとも初診の時点で、この患者においても最も本質的に解決しなければならない問題がどこにあるのかは容易に見通すことができないことはまちがいあるまい。

つまり、医療に何を解決してほしいかを患者・家族が決めるためには、鑑別診断を通しての課題（＝〝P〟）の取り出しがまずは必要なのであり、患者・家族がなんの解決を求めているかということを〝P〟（Problem）とするならば、〝D〟（Disease）が確定するまでは本来の意味でのPOSシステムを作動させることはできないという構図がここにはある。そして、鑑別診断が終了し、疾患の診断が確定した時点では、ことさらPOSシステムを用いて何が解決すべき課題かを挙げなくとも、たとえば結核であれば結核を患者・家族は治してほしいと望むであろうから、疾患中心主義こそが現実的なカルテ記載であるように思われる。

これに対して、POSシステムが本来の威力を発揮する状況としては、たとえばターミナル・ケアの場合などが考えられる。この場合、すでに確定診断のあらましは終了しており、医学的にどのような事態が起こっているかの大筋は関係者に把握されているのが一般的である。したがって、ターミナル・ケアにおいて最も重要視されなければならないのは、患者・家族にとって今何が問題なのか、どんな問題の解決を患者・家族は望んでいるのかをきちんと把握することである。つまり、〝D〟はここでは、よりよく〝P〟に対応するための、必要不可欠ではあるが、すでにおおよそは決着済みの背景情報の一つなのである。

臨床心理士の面接記録

少し目を転じて、カウンセリングにおける面接記録が一般的にどのような構造をしているのかを今度は考えてみたい。臨床心理士の面接記録は、DOS的なカルテともPOS的診療録とも異なっている。

臨床心理士の記録は、大きく分けるとインテイクと呼ばれる背景情報の聴取の記録と逐次的な面接記録に分かれる。きわめて大味な総括をするならば、基本的には面接記録はクライアントとセラピストの面接現場でのやりとりを写し取るものであるのに対して、インテイクは実際のクライアントが置かれている現状を記録するものであり、後者はクライアントのこころの目から見える世界ではなく、基本的には、レアリティ・テスティングに耐えうる情報が記載されるのに対して、面接記録はそのときそのときにクライアントにとっての主観的な世界のあり方が強く反映される。

しかし、興味深いのは、カウンセリングにおいてしばしば死命を制するような重要性をもちうる家族背景の聴取でさえも、クライアントの状態とか反応によってインテイクの際に必ずしも徹底的には情報として聴取されずに、あえてなかば意図的に聞き洩らされる可能性すらあるということである。

インテイクという作業が、レアリティ・テスティングを必然的に含んでいる以上、情報をある深さ以上に探ることで、クライアントのナルシシズムが傷つき、それだけでカウンセリングが中断されてしまう危険性もあることを考えれば、こうした情報収集の手加減は、ベテランの臨床心理士のインテイクには必然的な前提条件となっている。

インテイクにおいては、何を目指してカウンセリングをするのかが当然話題となるが、注目すべきことは、大きな問題を抱えるクライアントのうちの少なからぬ人たちが、何がカウンセリングにおいて自分が目指している本来の〝P〟（＝課題）であるかについて無自覚であるか錯覚していることである。

より正確に表現するならば、クライアントにもセラピストにも、カウンセリングの始まりにおいては、何がカウンセリングにおいて目指されているのかが十分にかたちをなしていない状態であることのほうがむしろ一般的であり、セラピストとクライアントの長期間にわたる共同作業のなかで、クライアントにとって本来的な〝P〟（＝課題）はなんなのかということが次第に名指される過程こそが、まさにカウンセリングの根幹部分の一部をなすのである。

精神科臨床とカルテ——形式と内容

さらに目を転じて、精神科医のカルテのことを考えてみたい。精神科臨床におけるカルテ記載について考える場合、カール・ヤスパース（Karl Jaspers）の「（体験）形式」と「（体験）内容」の区別を理解しておくことが必要不可欠である[1]。

臨床心理における面接記録は、まさにクライアントの話の内容の記載であるのに対して、精神科医のカルテにおいて最も重要な所見として記録されるのは、患者の話や態度から診取られた一定の「形式」（たとえば妄想知覚など）だからである。

たとえばある男子学生が、「通学途中の電車のなかで、女子高生が自分のことをいつも見ている」と言ったとしよう。内容に注目すれば、女子高生と男子学生のロマンスを聞き手は想像するかもしれない。しかし、精神科医が診察室でこうした発言を聞いた場合には、この言葉を糸口にもう少しこれをつっこんでたずね、男子学生が人の仕草や言葉をいつも自分に関係づけて解釈する傾向があるかないかを聴取しようとするだろう。

ヤスパースが「形式」と呼んでいるのは、その人が現時点において外界を体験する仕方の癖のようなものである。道行く人の視線とか、聞き取れないような距離で話している人の声など、さまざまの異なった外界の刺激の多くが自分のことを指しているのではないかとこの男子学生が考えていることがさらなる事情聴取を通して判明した場合、女子高生も道行く人も遠くで雑談していた近所の人も、みんながたまたまこの男子学生に注目していたと考えるよりは、環境世界を濾過して構成するこの男子学生の脳がなんらかの仕方で変化してしまい、特殊な偏光メガネをかけているかのように世界が変形して体験されているのだと解釈するほうが説得力があろう。こうした考えに基づいてヤスパースは、体験形式の変化を重視し、これを精神医学において疾病を示唆する所見であると考えたのである。

したがって、伝統的な精神科医のカルテは、こうした体験形式の変化の有無、種類、それがいつから始まり、いつからどのように変化したかといった項目を中心に構成されてきた。この際に重視されるのは、話の内容ではなくて、語られる体験に共通する特徴のほうである。

たとえば、ある統合失調症の患者さんは、夜中に突然、自宅から名古屋駅に向かったそうだが、その理由は、ふと目に触れた雑誌に「２４５」という番号が書いてあったからだと、あとから説明してくれた。「２４５」というのは、「ニ・シ・ヘ・ゴー」、すなわち、「西へ向かえ」という命令であると彼女は解釈し、実行したのだった。

内容を聞こうとする傾聴者にとって、この彼女の説明はまったく荒唐無稽で無意味なものであり、たとえば看護日誌などには「意味不明の発言」、「支離滅裂な言動」といったかたちで総括されることが多い。しかし、精神科医にとっては、245という数字の認知は問題なく保たれながら、その解釈に問題があるという二分節性を示しているという点で、この体験様式は妄想知覚の条件を備えており、疾病の貴重な徴候となる。

うつ病、躁うつ病、統合失調症といったいわゆる内因性精神疾患が問題となる場合、その人の通常の体験様式とは明確に区別される体験様式の観察こそがカルテの中心テーマとなるのであり、こうした記録の仕方は、まさにDOSシステムに沿っていると考えることができる。

精神科医のカルテと臨床心理士の面接記録

精神医学はこころを扱うという点で、一般身体医学よりも、DOSシステムにおいて何が記載されるべきものかという点を鮮明に示すところがある。極端なことをいえば、精神科医の伝統的なカルテの記載においては、クライアントあるいは患者の話の内容そのものはなかば素通りされ、特定の疾患に特有の既知の体験形式が反復されていないかという点以外は適度に捨象されるはずである。

たとえば、尿管結石においては、患者が訴え望むこと（「耐えがたい背部の痛みがあり、それを取り除いてほしい」）と医療側の診断と治療（尿管の結石の除去による痛みの排除）が一致しているために、内容と形式のあいだの差異は目立たない。ところが、妄想においては、患者が訴え望むこと（「S国のスパイが自宅の壁に特異な装置をしかけ、無味無臭の毒ガスを私の部屋に持続的に散布しているので健康被害が出ている。警察に連絡してS国のスパイ組織を壊滅してほしい」）と医療側の診断と治療（被害妄想が認められ、ドーパミン遮断剤の投与によってこの妄想を消失させる）は、まったく一致しないばかりか、時には対立的でありさえする。

医学の本質は、患者の訴えの内容から疾患の徴候を読み取ることにある。疾患についての知識をもっているのは、基本的に医師の側であって患者の側ではない。つまりは、疾患ということを基準とするかぎり、患者は自ら語っていながら、語っている内容のなかで何が大事で何が大事ではないかについての知識を本質的には欠いている状態にある。インターネットによって疾患の知識が普及したという事態がこの知識という点での不均衡を曖昧にしている部分はたしかにあるが、自身が実際に感じていることの価値を決定する基準が外部の知識にあるという点では知識のあり方の構造に変化はなく、そこでは単に患者側が医師と患者の一人二役を演じているにすぎない。

いずれにしても医学知識という点では、たとえインターネットを通して知識を渉猟したとしても、多くの場合、正規の教育を受けた医師と患者の差は歴然としており、疾患が中心となるかぎり、患者の語りは構造的に受け身的なものとならざるをえない。「私をモルモットにするつもりですか」という非常に頻繁に医療現場で聞かれる患者側からの一見的外れの抗議は、自身が語っていることの意味を他者に決定してもらわなければならない医学という学問体系の本質的な構造に由来する実感に裏打ちされている。

臨床心理士による心理面接では、これとは対照的に、知はセラピストの側ではなく、クライアントの側にあることができるだけ早い時期に宣言される。具体的なアドバイスを求められたときに、変則的でないカウンセリングの枠組みにおいては、「答えを出すのはあなたであって私ではない」という姿勢がセラピスト・サイドでは保たれる。インテイクの部分を除いて、臨床心理の面接記録においては、もっぱらクライアント・サイドの体験内容の変化が記録されることになる。自分（＝クライアント）は何をしたいのか、自分はどう思っているのかがかたちをなすプロセスの記録が臨床心理の面接記録であり、そうである以上、知はもっぱらクライアントの側にあるというのが前提となる。知がこちら側（セラピスト側）ではなく、あちら側（クライアント側）にある以上、面接記録をあらかじめ構造化したかたちで記載することはきわめて困難なこととなるのが予測される。

ヤスパースは精神医学において、内容ではなく形式を重視し、精神分析に対して強い懐疑を表明した。臨床心理と伝統的精神医学は、知はどちらの側にあるかという重大な一点においては鋭く対立する二つの異なった学問領域なのであり、その臨床の記録はこの点において当然のことながら対照的なかたちをとらざるをえないはずである。

ＰＯＳシステムにおける知の位置

ＰＯＳシステムでは、患者・家族にとって何が解決されなければならない課題かということを中心に記録が行われる。そうであるとすれば、このシステムでは、知はどこに位置することになるのであろうか。ＤＯＳシステムにおいては知は医療側に、臨床心理面接においては知はクライアント側に原則的には位置するが、ＰＯＳシステムにおいては、知がいずれの側にあるのかということはそれほど対立的な様相を帯びない印象がある。

たとえば、第8章の症例1を再度取りあげよう。アルツハイマー病を発症した七二歳の女性を介護する家族のことである。六人家族で、ご主人とはすでに一〇年前に死別し、息子夫婦と同居している。気さくな人柄でもともとは嫁姑関係も良好であったが、四年前から徐々に記銘力障害が出現し、一年前から「嫁が私の通帳やお金をくすねる。息子に言っても埒があかない。お金に困っているのであれば言ってくれればいくらでも援助するのに」と理不尽に怒り出すことが毎日となり、嫁を泥棒扱いするため、息子夫婦との関係は険悪になっている。本人は毎週外来にきては「便をうまく出すために自分が工夫している食事療法」のことか、「嫁が泥棒する」という話を延々として帰るといった状態であった。臨床経過、記銘力検査、ＭＲＩ、ＳＰＥＣＴといった検査を通して、アルツハイマー病が強く疑われている。

現実問題として、この女性がアルツハイマー病という疾患を患っているという医学的な理解は重要である。なぜなら、このことから、①行動異常が脳の変化に由来している以上、説得や叱責といった通常の手段では、嫁が泥棒という訴えは消失しない、②今後次第に認知機能障害は悪化し、年の単位で自立して生活する困難が増していく、③医学的にこの状況を本質的に回復する手段は今の時点では存在しない、といった予測が示されるからである。

こうした予測が、この先どうすればよいかを関係者一同が考える前提となることは明白である。目下のどうしても解決しなければならない課題としては、この女性は生活していくために息子夫婦の手助けを必要としているが、最大の介護の担い手である嫁を泥棒呼ばわりするため、息子夫婦との共同生活が困難となっていることである。アルツハイマー病という疾患概念を参照枠として、息子夫婦の心理的・物理的な余裕が完全に尽きてしまわないように、デイケア、施設入所などを利用するといった工夫が対策としては求められることになるであろう。

おもしろいことに、このようなかたちで行われるアルツハイマー病の診断は、精神医学における内因性精神病の診断が惹起するような能動性の剝奪感を患者・家族側にもたらさない。医師と患者・家族の知を挟んでの関係は、この場合は、旅人が地の人に旅行の途中に道をたずねるのと似ている。道に不案内な人にとって道をよく知っている人のナビはありがたいことでありこそすれ、自身の能動性を脅かす何事かとは感じられないはずである。

「知」の所有者と診療記録

カウンセリングにおいては、「知」の所有者がクライアントの側にあるとされることで、クライアントはセラピストに判断を任せる依存を拒否され、自身で考えるしかないという事態に直面させられると感ずることになる。逆に、体験内容ではなく体験形式を重視する伝統的な精神医学の診断においては、少なくとも治療という医学的行為が問題となるかぎりにおいては、患者は自身の語る内容の本当の意味を知らず、精神科医の側にこそ語る内容の正しい解釈のための「知」があるという事態に直面し、患者側に主体性の剝奪感が引き起こされる。

カウンセリングや伝統的な精神科診断において、知が治療者と被治療者のいずれの側にあるのかという問題が死活的な主体性の問題となるのは、そこで問題となっている「知」が、「私とは何者か」という問いへの答えを含意しているからではないかと思われる。これに対して、先ほどのアルツハイマー病の例では、もっぱら、問題解決のための重要な参照枠として、知識は見知らぬ土地を歩くための地図のようなかたちで利用される。地図を誰が持っているかということは、私の主体性と基本的に無関係であるのは当然であろう。

認知行動療法やケースワークの導入時に行われるケース・フォーミュレーションと呼ばれる作業は、基本的にはPOSシステムと同根の思想に基づいている。一言でいえば、現在の状況から、目標とすべき到達点を抽出し、現在地から目的地へと向かうマップを作成することとして、こうした作業行程は総括することができよう。

カウンセリングや伝統的精神科診断と比べると、こうしたマップ方式は、依存や主体性の剝奪といった困難な問題に触れずに回避できる利点がある。しかし、他方で、実際にそうしたことがらが臨床上大きな問題である場合にも、そのことを覆い隠してしまう目隠しとして機能する危険性もある。

診療録のあり方は、どのような枠組みで臨床を行うかを忠実に反映する鏡であるとともに、場合によっては、臨床全体の根本的な方向性を規定してしまう恐ろしさをもあわせもつツールであるともいえるかもしれない。

〔文　献〕

（1）Jaspers, K.: *Allgemeine Psychopathologie: ein Leitfaden für Studierende, Ärzte und Psychologen.*

Springer, 1. Auflage, 1913; 2., 1920; 3., 1923; 4., völlig neu bearbeitete Auflage, 1946.

（2）兼本浩祐、多羅尾陽子「てんかんからみた精神病理学—特に前兆体験に着目して」『精神科治療学』一八巻二号、一七一—一七五頁、二〇〇三年

（3）Weed, L. L.: *Medical records, medical education, and patient care: the problem-oriented record as a basic tool*. Press of Case Western Reserve University, 1969.

18

症例がつくる精神科医のかたち

　自分の臨床に大きな影響を与えた症例というのは、どのような症例のことをいうのだろう。改めて考えてみるならば、たとえば関西てんかんセンターで体験した発作後精神病のシリーズをまずは思い出す。さらにいうならば、自身の研究や臨床スタイルの大部分は関西てんかんセンターで直接間接に体験した何千人ものてんかんを持つ患者さんとの出会いを抜きにしては考えられず、今でも自分のなかでそこでの症例の蓄積を通して形成された方向性は、代替のきかない指針として残りつづけている。しかし他方で、たしかに最初の一例の体験はそれとは違う重みをもっているようにも思われる。ただその場合、その一例とのただ一度の出会いが私たちの臨床を変えるのではなくて、その一回を体験した私たちがどのようにそれを受け止め、その後も幾度もそこに立ち戻って（あるいは望むと望まないとにかかわらず立ち戻らざるをえなくなって）反芻することで、その出会いは私たちのなかに深く根をおろすのではないか。
そうした例として私が京大の精神科ではじめて出会った一人の浪人生のことをここでは思い出してみたい。京大の精神科といっても医師になってわずかに二年目の研修医の時代である。もう三〇年以上前の出会いでもあり、細部においては思い違いや年月による加工が大きく加わっていることはまちがいない。したがってこれは私の記憶のなかに生きている彼の物語であって、医学的な症例報告ではないことをあらかじめ断っておきたい。

どのような経緯で彼が私の受け持ちになったのか今では定かには思い出せない。今記憶をたどって思い出されるのは、いつのまにか私が彼の主治医になっていたということだけである。当時の京大のシステムからの推測ではあるが、たぶん上級医の先生がまずは初診し、診断を下し、「君が診るかね」といって回してもらった患者の一人であったのではなかったかと思う。彼は京大を受験するために郷里から京都に出てきて下宿していた。そしてこれもまた細かいことは忘れてしまったのだが、上級医の当時の診断は統合失調症であった。彼は郷里の高校では一番以外をとったことがない秀才で、京大以外の大学に進学する気はまったくなかったが、統合失調症の発症とともに成績は伸び悩み、受験の季節になると病状が毎年悪化していた。当時の診断では、幻覚や妄想がそれほど目立たない破瓜型の経過で、その後散発的に二重身体験などの一過性の精神病体験が出現していた。その当時は最初に与えられた診断を疑いもしなかったのだが、本当に破瓜型の統合失調症という診断でよかったのか、今となって顧みるとさまざまなつっこみどころがあるようにも思える。さらに、薬物療法についての記憶も非常に曖昧だということをつけ加えておきたい。古典的なドーパミンブロッカーの何かは一定量以上処方していたように思うのだが、それ以上の記憶がまったく抜け落ちていて薬物療法の詳細はこれ以上は思い出せない。ただし、当時の精神科医がこぞって読んでいた木村敏やブランケンブルクの著作に出てくるアンネ・ラウを彷彿とさせるように彼は非常に内省的で、「自明性の喪失」とまでいってはいなかったが、自身の認知能力が次第に低下していくのをとても苦しんでいたことは覚えている。彼とはいつもとても長い面談をしていた。

しかしここで再び立ち止まってみたい。はたしてこの曖昧でしかない彼の記憶をここで紹介するのにはなんの意味があるのかという当然の疑問についてである。たとえばすでに症例報告をしていて、今でも自身の講演や総説などで繰り返し使っている症例も少なからずある。そうした症例の確実性は高く、むしろ年月を経て繰り返し吟味した結果、そこから汲み取れるメッセージや教訓などは曖昧さが削ぎ落とされたかたちで完成している。しかし、そうなってしまった症例は他方では「私」とはもう切り離されてしまっている。外部に固定され、時には活字化された記憶はもはや自分から外へと排出されてしまっていて、本来の記憶の性質を失っている。そうではなくて、ここで紹介してみたいのは、年月を経て自分自身と分かちがたく癒着してしまった瘢痕のような記憶である。それは実際の彼についての記憶と私自身の加工の合作になってしまっているという点で、物理的な正確さという意味では著しく質の悪い記録である。極端にいえば、それは一種夢に似たものの表出といえなくもない。しかし、フロイトにとっての記憶がそうであり、さらに最近エーデルマン（Gerald Maurice

Edelman）によっても裏打ちされたように、自然な加工されていない記憶とはそもそも確定したかたちで書類のようにそこにあるものではなく、思い起こされるときにそのつど事後的に組み直される類のものである。この瘢痕化した記憶をできるだけ忠実に括り直してみるのは、「私の」症例を報告する正しい作法の一つであるようにもやはり思われるのである。

その当時、まだスーパーローテは始まっていなかったが、私自身は神経内科の研修医を一年経た後で、二年目に精神科に入局し、そこで精神科の臨床を始めたので、精神科医としてはまだまったくの新人であった。特定の疾患に対する自身の心象、あるいはイデアル・ティプス Idealtypus が固まるにはおそらく数例から十数例くらいの経験が必要だと思われるが、最初の一例はそのなかで特権的な位置を占めるとまではいわないにしても、のちのちのその疾患に対する自身の心象、あるいはプロトタイプを形成するうえで大きなインパクトを与えることはまちがいない。しかし最初の一例というのはたぶん物理的な時間の順序だけで決定されるものではないだろう。たとえば翻って考えるならば、私の同級生にも統合失調症に罹患し、あとづけで考えれば発病をなかばリアル・タイムで観察できた人などがいるが、医師になり目の前の人になんらかの仕方で手助けをする責務を負ってからの体験とそれはまったく異なった体験だと思う。つまり自分にとっての第一例とは、厳密にいうならば自分のなかでその疾患に対する疾患像が形成される原点となった第一例ということになるのではないか。こうした文脈で考えていくと、第一例がどの症例になるのかを確定的に決定することはおそらく困難である。たとえば、もし私が精神科医にならなければ、発病した同級生は統合失調症という病の私のなかでの原型の最初のひな型となる第一例にはなりようがないが、私が精神科医になることによって事後的にその同級生との出会いが原型のひな型に繰り入れられるということはありうるだろう。先に紹介した浪人生が物理的な第一例であったかどうかは今ではまったく思い出すことができない。しかし、現時点においてはこの浪人生が私の記憶のなかで第一例的な存在として括り直されていることはまちがいなく、私の統合失調症観に大きな影響を与えつづけていることもまちがいない。

ここで再び問いたいのは、もしもこの症例が統合失調症とはいえなかった場合、そもそも私の統合失調症観そのものが根底から覆されるのかどうかである。この問いに対する私の答えはどちらかといえばノーに近い。もちろん、そもそも統合失調症観に深刻な影響を与えるはずの最初の症例が統合失調症ではなかったとしたら、当然、そこから連想されるさまざまな発想は誤った連想と結びつくことになることも予想される。たとえば単純型統合失調症をどう考えるかといった問題に大きな影響を与えるのは必至だろう。しかし、こうした症例との出会いが最初の、あるいはいずれにせよ臨床を始めてまもないころの出会いである場合、当然のことながら統合失調症の本質とは何かという問いは常に喫緊の問題としてその後は突きつけられることになる。DSMで問題とされているようなコンセンサスとしての統合失調症あるいは極期における定型的な症状の共通の申し合わせを主として取り扱う統合失調症においては、そもそも統合失調症観などは必要とされない。とはいえ、一つの自分なりのイデアル・ティプスを自らの内に形成するという仕方をとったとしても、最初の症例から得られた統合失調症観は、後続する何百もの症例によって修正を受けるのだから、症候群としての統合失調症の平均像は実際には最初の症例がたとえ統合失調症としては外れ値を示す例外的な症例（あるいは立場によっては統合失調症と呼ばないほうがよい症例）であったとしても、最終的には落ち着くべきところに落ち着くはずである。

そうではなくて、何に対して最初の症例が決定的に影響を与えうるのかといえば、それは症例の診断にどのようにして到達するのかという方法論に関してであり、それはおそらく、染みついた癖のように頑固にその後の精神科医生活を支配することになる可能性がある。つまりは精神科疾患を、まずは自身が上級医とともに体験したいくつかの症例をひな型として形成されるプロトタイプとして把握しようとするか、そうではなくていくつかの診断基準の積と考えるかがその違いであり、いずれの方法を選ぶかは精神科という領域においては重大な違いを生じることになる。熟達した外科医が疾患について判断するのも、イチローがバットを振るのも、まずは事例の積み重ねが自身の内に一つの法則性や規則性をかたちづくり、これがデータによって修正を受けつづけて一つのスキルが確立する。もしも診断基準を数えあげるだけで診断に実際に至るのであれば、そこには積み上げや経験は原理上は不要であるから、精神医学の初心者にも三〇年選手にも基本的にはとくに大きな違いは存在しないことになる。さらにいうならば、もしもそうであるなら、こうした診断はコンピュータで確実に代替えできる一種の単純労働になるのであろうから、そもそも精神科医という職業はその場合、本当に専門分野として必要なのかどうかを再考する必要もあるかもしれない。

彼の初診時の年齢はたぶん二〇歳くらいではなかったかと思う。二年の留学期間を挟んで初診から六年目か七年目まで、断続的に彼との関係は続いた。郷里に帰ると彼は相対的に体重も増え安定し、京都に出てくると体重が減り不安定になるということが続き、できるだけ郷里にいて郷里の医師に診てもらうほうがよいのではないか、ときどき京都に来て話をするのは大歓迎だけれども、といった説得のもとに彼を親もとに帰したような記憶もある。傍目からみると家族は彼にとって緩衝作用を果たし、彼を安定させていたように思えたが、彼自身は常にそこから出立しようとし、出立できなければ自分に未来はないと思い詰めていた。そして彼の出立先は京大に決まっていて、そこに跳躍できなければどうしようもないとこころを決めているようにみえた。今考えるとおそらく、私が接触しつづけたことが、京都に出てくることを彼岸と思い定め、それ以外に出口はないと思い詰める彼の思いを助長し断ち切りがたくしていた理由の一部となっていた可能性も十分考えられる。しかしもう一方では、常に死と隣り合わせのように生きていた彼に対して今から考えても生木を裂くようなかたちで別れを告げることは難しかったようにも思われる。彼は実際に死を選び、私たちの関係はそこで終わることになるのだが、精神病理学を専攻していた上級医は最初から、「この例は難しいよ」と言っていたような記憶がかすかにある。

私がドイツの留学から帰ってきた後、彼とのやりとりは主に電話や手紙を通してであったが、彼が一度、私の新しい勤務先の関西てんかんセンターを訪ねてきたことがあった。そのときにどういう文脈でその言葉が発せられたのかはまったく忘れてしまったのだが、「ああ、お友だちですか」とやや侮蔑を含んだ言い方で、ある神経内科の先生が彼との邂逅のことを描写したのが忘れられずに記憶のなかにある。当時、精神科臨床では、治療者と被治療者の役割を固定することに関して異議申立てがなされていて、京大はその渦中にあった。このことは精神分析などではおそらく今でもいえることではないかと思うのだが、少なくとも、知のあり方は一方に偏在していないという主張は、精神科臨床においても、それ以外の分野においても、一定の意味はあるように思う。たとえば統合失調症では、真の知は向こう側にあるのであってこちら側にはないのだという感覚さえ、当時は多くの精神科医に共有されていた。しかし、薬物を与える側と与えられる側が知において対等であることはありえず、現場の精神科臨床において拘束する側とされる側にもどう考えても圧倒的な不均衡が存在する。この不均衡に目をつぶり、あたかも対等な「お友だち」であるかのごとくふるまうのは、倫理的に指弾を受けてもしかたがない側面があるのもまちがいはなく、さらにいえば、実臨床においてもそうした接近方法はしばしば有害でさえある。だからこそ精神分析では厳格なルールのもとに接触を行うことが要請されている。巧まずしてではあるが、少なくとも途中からの私の役割は一般的な精神科医のそれとは異なって、後半は彼との対話に限定されていた。「ああ、お友だちですか」という批評はなかなか鋭い批判を含んでいたからこそ、こたえたのだと思う。

ただ、私は彼とは病院の外では会っておらず、京都在住のときに彼が死にたい気持ちを訴えて動揺して電話をかけてきたときにも、そこへ出かけていってしまってはたぶん彼との関係を続けることができなくなるであろうと思い、なんとか電話で持ちこたえ、次の面接につなげたように記憶している。いや、もしかすると一度くらいは現場に駆けつけ、その経験からこれはするべきことではないと思ったのかもしれない。その後先はもう覚えていないが、私たちの関係は、たとえその枠が相当に緩かったとしてもどこかで枠づけられた関係でもあり、実際には「お友だち」そのものではなかったようにも思う。ただ、本当に彼の助けになるには家族になる以外にないのではないかとも思い、さらに家族になるだけの覚悟はないとも思い至り、はたして彼は、私という精神科医と出会ったことで何かを得ることができたのか、そうでないならば、ではどうすればよかったのかと思ったようにも記憶している。亡くなる前の彼の最後の電話はとても穏やかだった。私を労い、私の健康について気遣う言葉を述べていたように記憶している。彼の死を予感することは、そのときにはまったくできなかった。

当時は、できるだけ相手の気持ちを自らの内に再構成し、その気持ちに近づくことがまずは診療の第一歩だと思っていた。しかしあるときから、その人と同じ気持ちになることではなくて、ここに来ればいつでも歓迎され、明るく挨拶されることのほうが、むしろ手助けになる場合があることも知った。今の経験値をもって彼と出会ったら、当時よりも何か彼の役に立つことができただろうかと思うことはある。できたかもしれないとも思う。しかし、もしかするとそうではなくて、ただ通り過ぎてしまうだけの関係でそもそも出会うことさえなかったかもしれないとも思う。精神科医が患者さんと出会うとき、本との出会いのように、開けるべき時がきていないならば、たとえ出会ってもその本を開けないままに通り過ぎたり、あるいは開けるべき時が過ぎてしまっているともう開けることができないこともあるのかもしれない。開けるべき時でなければ開けないほうがよい場合もあれば、勇気を持って開けるべきであったのに開け損ねてしまったということもあるように思う。

この人との出会いを本来はどうすべきであったのか、何度か考えるが、いまだに結論は出ていない。

●初出一覧

第Ⅰ部　てんかんとは何か

1　「てんかんとは何か―太古の海に根ざす病」
『こころの科学』一五七号、一六―二〇頁、二〇一一年

2　「てんかんと病識―『私』との距離から考える」
『精神科治療学』三〇巻九号、一二一三―一二一七頁、二〇一五年

3　「てんかんと生活歴」
『精神科治療学』二五巻一一号、一四六五―一四七〇頁、二〇一〇年（共著：大島智弘）

4　「精神科におけるてんかん診療」
『精神神経学雑誌』一一〇巻七号、五八五―五九〇頁、二〇〇八年（共著：田所ゆかり、大島智弘）

5　「てんかんに併存した抑うつ状態」
『精神科治療学』二九巻三号、三三一―三三六頁、二〇一四年（共著：田所ゆかり、大島智弘）

6　「新しい抗てんかん薬と伝統的抗てんかん薬」
『精神科治療学』三〇巻八号、一〇〇九―一〇一三頁、二〇一五年

7 「妊娠・出産と抗てんかん薬」『精神科』二一巻二号、一七二―一七八頁、二〇一二年（共著：大島智弘）（「抗てんかん薬」改題）

8 「児童・思春期とてんかん」『児童・青年期の精神障害治療ガイドライン〔新訂版〕』精神科治療学二三巻増刊号、三〇六―三一二頁、二〇〇八年（「てんかん―児童精神科領域で必要な知識」改題）

9 「老年期のてんかん」『精神科治療学』二一巻一〇号、一一一一―一一一五頁、二〇〇六年（共著：田所ゆかり、清水寿子、大島智弘）

10 「脳波が読めないときにどうてんかんを診るか」『医薬ジャーナル』四七巻五号、一五三―一五六頁、二〇一一年

11 「てんかんにおける衝動性」『分子精神医学』九巻四号、三一六―三二一頁、二〇〇九年（共著：田所ゆかり、加藤裕子、大島智弘）（「てんかんにおける衝動性 Increased impulsivity in patients with epilepsy」改題）

12 「頻度がごく少ないか、社会的影響の小さなてんかん発作」『精神科治療学』二八巻七号、九〇九―九一四頁、二〇一三年（共著：田所ゆかり、大島智弘）（「発作頻度がごく少ないか、社会的影響の小さなてんかん発作」改題）

第Ⅱ部　意識と解離

13　「意識障害とその展望」
『精神医学』四九巻一〇号、九九四―一〇〇二頁、二〇〇七年

14　「解離という言葉とその裾野―『リスカ』『OD』『プチ解離』」
『精神科治療学』二二巻三号、二六九―二七四頁、二〇〇七年（共著：多羅尾陽子）

15　「思春期の解離」
『精神科治療学』二六巻六号、七一九―七二五頁、二〇一一年

第Ⅲ部　精神科医の作法

16　「心の所見、体の所見―精神科診断にとっての生活史の聴取」
『精神科治療学』二三巻六号、六六三―六六七頁、二〇〇八年（共著：大島智弘）（「心の所見を取ることと体の所見を取ること―精神科診断にとって生活史の聴取は構成的であるか補足的であるか」改題）

17　「カルテは徴候の記録か、問題解決の道しるべか」
『こころの科学』一五三号、一〇―一五頁、二〇一〇年

18　「症例がつくる精神科医のかたち」
『臨床精神医学』四五巻一一号、一三七五―一三七八頁、二〇一六年（「私の症例」改題）

兼本浩祐（かねもと・こうすけ）

愛知医科大学医学部精神科学講座教授。1957年島根県松江市生まれ。1982年京都大学医学部卒業。2001年より現職。2013年より2017年まで国際抗てんかん連盟・精神科委員会委員長を務める。専門は精神病理学、神経心理学、臨床てんかん学。

著書に『脳を通って私が生まれるとき』（日本評論社）、『てんかん学ハンドブック』『心はどこまで脳なのだろうか』（医学書院）、『専門外の医師のための大人のてんかん入門』（中外医学社）、『深海魚のように心気症を病みたい』『世界はもう終わるときが来たというので』『ママちゃりで僕はウルムチに』（東京図書出版）、編著に『精神科薬物治療を語ろう』（日本評論社）、『臨床てんかん学』（医学書院）、『フロイト全集１』（岩波書店）。

●こころの科学叢書

てんかんと意識《いしき》の臨床《りんしょう》

2017年11月20日　第１版第１刷発行

著　者──兼本浩祐
発行者──串崎　浩
発行所──株式会社　日本評論社
〒170-8474 東京都豊島区南大塚3-12-4
電話 03-3987-8621（販売）-8598（編集）振替 00100-3-16
印刷所──港北出版印刷株式会社
製本所──株式会社難波製本
装　幀──駒井佑二
検印省略　© Kosuke Kanemoto 2017
ISBN978-4-535-80440-1　Printed in Japan